DES LUNETTES

ET

DE LEUR EMPLOI EN OCULISTIQUE

PAR

M. FANO

Professeur agrégé à la Faculté de médecine de Paris

PARIS

FIRMIN MARCHAND
LIBRAIRE-ÉDITEUR
24, Passage Jouffroy, 24

ADRIEN DELAHAYE
LIBRAIRE-ÉDITEUR
Place de l'École-de-Médecine

1867

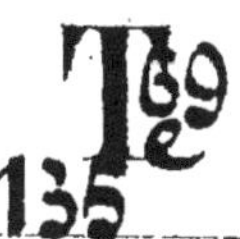

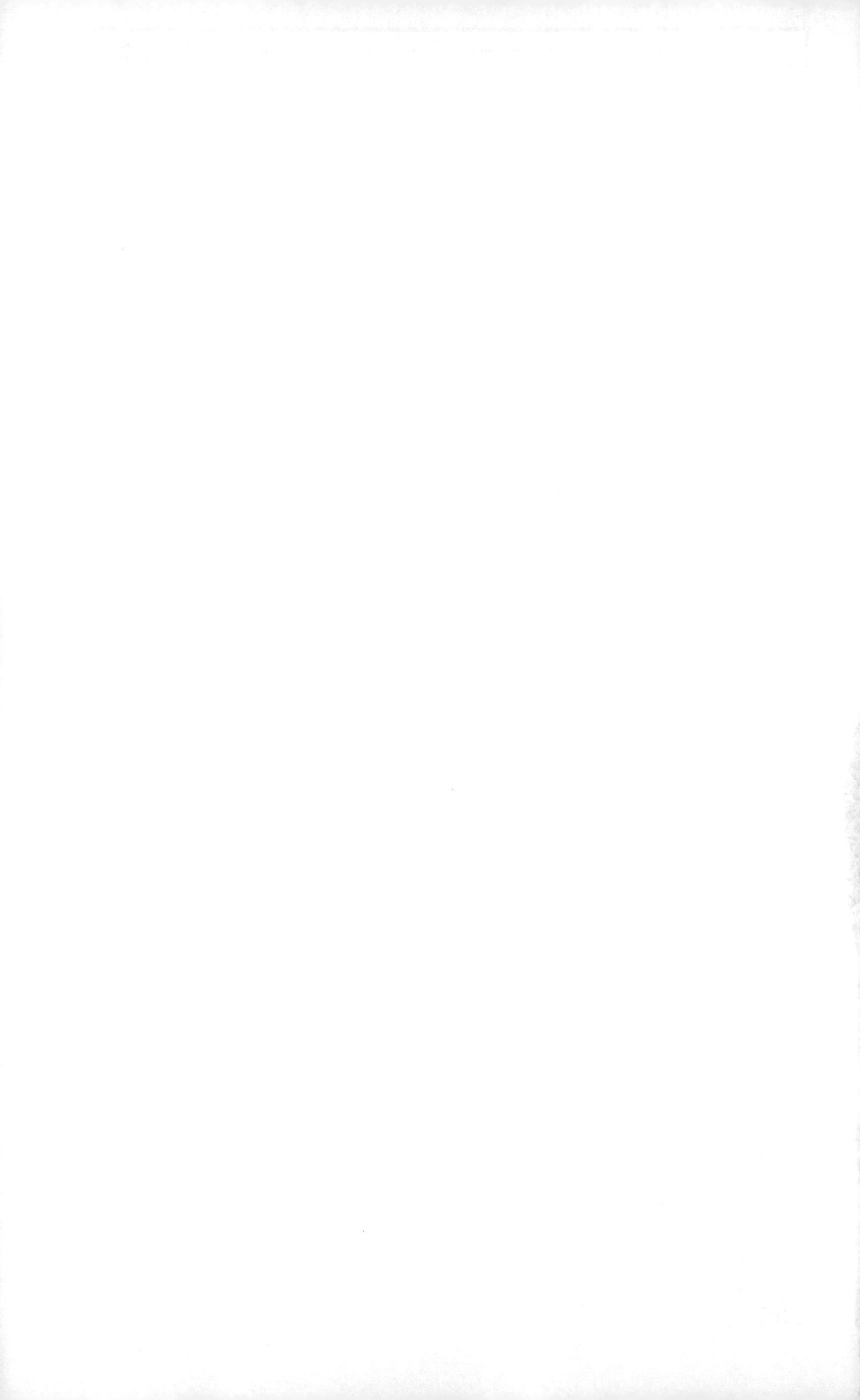

DES LUNETTES

ET

DE LEUR EMPLOI EN OCULISTIQUE

OUVRAGES DU MÊME AUTEUR

Traité pratique des maladies des yeux, 2 vol. in-8°, avec 152 figures intercalées dans le texte et 28 dessins en chromolithographie. Paris, 1866.

Tableaux des opérations qui se pratiquent sur l'homme, ou Résumé analytique des règles principales qu'il convient de suivre pour exécuter les diverses opérations chirurgicales. Paris, 1856-1857.

Des tumeurs de la voûte palatine et du voile du palais. Paris, 1862.

Mémoire sur la nature et le traitement des kystes des paupières. Paris, 1856.

Mémoire sur le catarrhe du sac lacrymal, dans ses rapports avec les affections désignées sous les noms de **tumeur et fistule lacrymales.** Paris, 1863.

De la valeur de l'**opération de l'iridectomie dans le glaucome.** Paris, 1867.

Pour paraître en 1868 :

Traité élémentaire de chirurgie, 2 vol. in-8°, avec figures intercalées dans le texte.

DES LUNETTES

ET

DE LEUR EMPLOI EN OCULISTIQUE

PAR

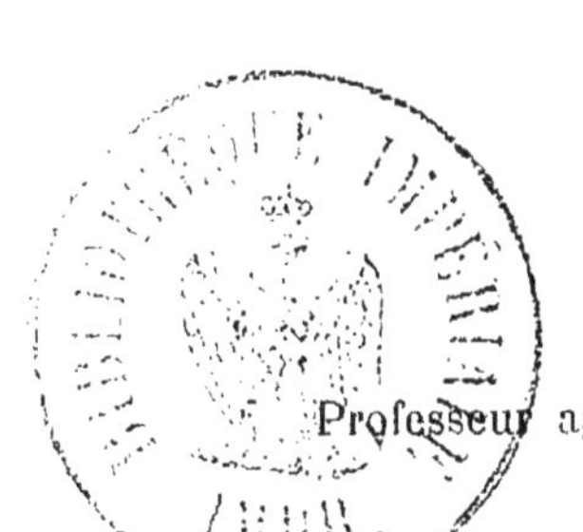

M. FANO

Professeur agrégé à la Faculté de médecine de Paris

PARIS

FIRMIN MARCHAND
LIBRAIRE-ÉDITEUR
24, Passage Jouffroy, 24

ADRIEN DELAHAYE
LIBRAIRE-ÉDITEUR
Place de l'École-de-Médecine

1867

DES LUNETTES

ET DE LEUR EMPLOI EN OCULISTIQUE

Les lunettes sont tellement répandues parmi les nations civilisées; il en est si peu parmi nous qui, arrivés à une certaine période de la vie, peuvent se passer de cet *auxiliaire* de la vue, qu'on a droit de s'étonner que tant de gens, même parmi les plus instruits, ignorent les principes les plus élémentaires de l'emploi de ces instruments.

Il y a quelques jours, nous étions en conférence avec un des membres les plus éminents du corps médical. Notre savant confrère avait placé devant ses yeux des lunettes, pour nous lire un manuscrit tracé au crayon. Il tenait le cahier à environ SOIXANTE centimètres des yeux. Nous avons interrompu sa lecture pour lui faire cette remarque : que lorsqu'on porte des lunettes pour lire, il faut que les verres soient appropriés de façon à ce que la lecture puisse se faire à la distance de TRENTE centimètres, distance de la vue distincte. Nous donnerons plus loin l'explication de ce précepte qui est capital pour la conservation de la vue.

Bien des gens s'imaginent que les lunettes sont faites pour corriger tous les troubles visuels. C'est là une erreur préjudiciable pour celui qui la commet. Il ne se passe pas de semaine que nous ne soyons consultés par des personnes qui se disent *presbytes ;* qui, dans cette pensée, ont été demander une lunette chez un opticien, lequel s'est trop hâté de la leur livrer, et qui n'ont retiré aucun bénéfice de cet instrument. Bien souvent, dans ces cas, l'examen de l'œil à l'ophthalmoscope nous montre une cataracte en voie de formation. Un de nos excellents confrères, le docteur V..., de Melun, a été victime de cette méprise, et bien étonné quand, après avoir examiné ses yeux, nous lui avons annoncé qu'il avait deux cataractes.

Alors même que l'état de la vision comporte réellement, c'est-à-dire rationnellement, l'emploi de lunettes, beaucoup de personnes procèdent avec la plus grande légèreté et sans le moindre discernement au choix du numéro des verres appropriés à leur vision. Il en est, et beaucoup, qui, atteints de *presbyopie*, se servent d'une lunette ayant appartenu à un *grand parent*, choisissant ainsi un numéro beaucoup trop élevé pour commencer.

Nous démontrerons plus loin, que les mêmes verres sont impropres à faire voir *nettement* les objets éloignés et les objets placés à distance rapprochée. De ce principe découle un fait que beaucoup de porteurs de besicles semblent ignorer, à savoir que les mêmes lunettes ne peuvent servir pour lire et pour voir les personnes qui passent de l'autre côté de la rue.

Les citations précédentes suffisent pour démontrer la nécessité d'acquérir quelques notions élémentaires sur les lunettes et particulièrement sur leur emploi.

CHAPITRE PREMIER

DES LUNETTES

Toute lunette est formée d'une *monture* et de *verres*.

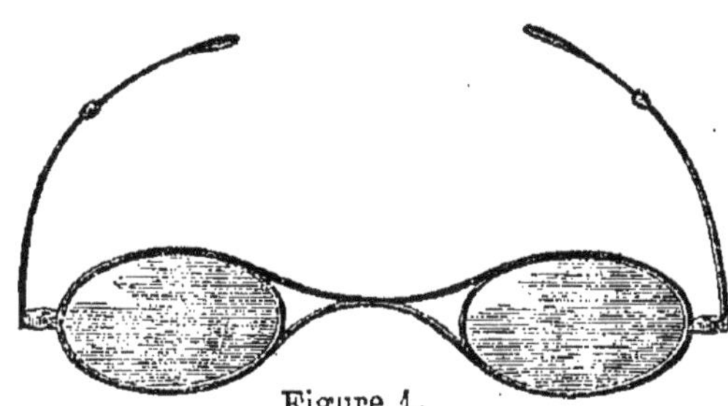

Figure 1.

1° La *monture* se compose de deux cercles pourvus d'une rainure destinée à enchâsser les verres, sur lesquels ils se moulent exactement, et qu'ils maintiennent solidement. Tantôt ces cercles ne sont interrompus nulle part, tantôt ils sont ouverts à la partie externe, ce qui permet d'en agrandir l'aire pour y introduire les verres. Ils sont réunis entre eux par une arcade ou un pont qui doit être exactement moulé sur la courbure du nez, et d'une longueur telle que le centre des verres corresponde à l'axe optique. La forme du pont est subordonnée à celle du nez. Lorsque celui-ci n'a pas de courbure sensible, le pont a la forme d'un x ; le nez présente-t-il, au contraire, une courbure prononcée, on donne au pont la forme d'un K ou d'un demi-cercle. Pour maintenir les lunettes dans une situation invariable, on articule avec les cercles deux branches latérales dont la courbure est modelée sur celle de la région de la tempe, et qui présentent une brisure verticale propre à être ramenée et fixée derrière les oreilles (*fig.* 1). On peut remplacer la brisure par une boucle à laquelle on attache de chaque côté un cordon, dont les extrémités se nouent derrière la tête. Ce dernier mode de contention des lunettes est préféré par les femmes. Les branches latérales des lunettes ont parfois la forme d'un crochet à grand rayon, qui emboîte le sillon de séparation du crâne et du pavillon de l'oreille.

Nous ne ferons que mentionner le genre de monture employée pour les pince-nez, le binocle, la face droite, les lorgnons ou monocles, parce que ces instruments sont connus de tout le monde.

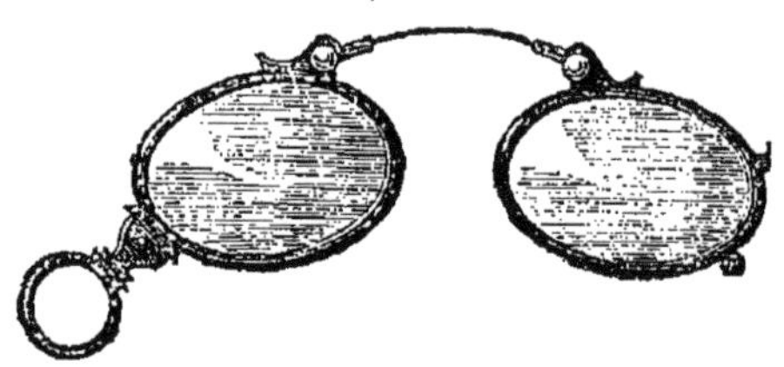

Figure 2.

Parmi ces derniers instruments, le *pince-nez* (*fig.* 2) nous paraît le plus défectueux. Il gêne par la pression que le ressort exerce sur la racine du nez. Il se déplace à chaque instant, de façon à ce que les verres cessent d'être parallèles à un plan vertical passant au-devant des orbites. Ceux qui, par un sentiment de coquetterie, et il y en a beaucoup, ne veulent pas absolument se servir de lunettes proprement dites, feront bien de se servir du *binocle* (*fig.* 3, plutôt que du pince-nez.

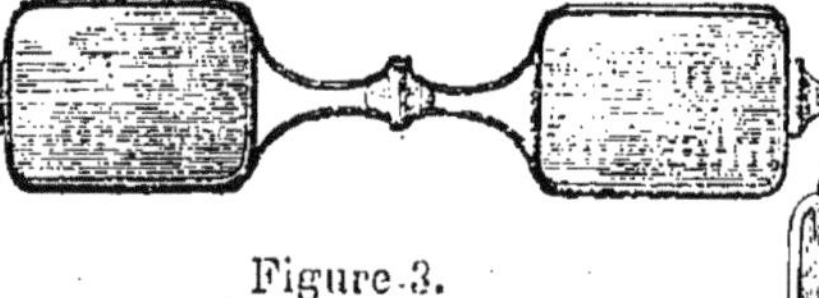

Figure 3.

Quant au *lorgnon* ou *monocle*, c'est un instrument détestable, parce qu'il condamne à l'inaction l'œil resté à découvert, ce qui a pour effet d'amoindrir graduellement la sensibilité de l'organe et de donner même lieu parfois à une déviation du globe, c'est-à-dire à un strabisme consécutif.

La matière qui sert à fabriquer la monture des lunettes est variable : on emploie l'or, l'argent, l'écaille, l'acier, le buffle.

2° Les verres ont une circonférence de forme circulaire ou ovaire (*fig.* 1); ils doivent être assez grands pour que le sujet puisse, avec les lunettes, voir dans toutes les directions. Il est nécessaire qu'ils soient taillés de façon que leur foyer réponde exactement à la ligne qui passe par le centre de la courbure que forme leur circonférence.

Les verres employés en optique sont le *flint-glass* ou cristal, qui est un silicate de potasse et de plomb; le *crown-glass*, qui est un silicate de potasse et de chaux, et le *cristal de roche*. Le *flint-glass* doit être écarté, parce qu'il décompose beaucoup la lumière et se raye facilement. Le *crown-glass* est préférable. Quant au cristal de roche, ou *quartz*, il doit être rejeté de la fabrication des verres de lunettes, à cause de la double réfraction qu'il possède. Il importe aussi de remarquer que le *cristal de roche*, étant doué d'un pouvoir réfringent plus fort que le *crown-glass* pur; si on veut obtenir un foyer donné, on doit employer des courbures moins fortes que pour le *crown*. Les verres en cristal de roche, livrés au public, sont taillés de la même façon que les verres ordinaires. On a donc en réalité un numéro différent de celui que l'on a prescrit, parce qu'on fait essayer le foyer approprié avec des verres en *crown*.

Les verres à lunettes bien travaillés doivent remplir les conditions suivantes : ils sont d'un poli égal; les bords en sont francs; ils sont très-limpides. Placés sur un morceau de papier blanc, ils n'offrent aucune teinte. Regardés par transparence, ils ne font voir aucun point ou bulle, ni aucune strie. Ils sont en *crown* pur. Ils présentent un poli vif, et chaque surface, regardée par réflexion, est exempte de tout sillon. Les objets vus au travers sont nets et purs.

Les *faces* des verres ont une configuration variable. On en peut distinguer six types (*fig.* 4) : *biconvexes*, *plano-convexes*, *convexes-concaves*, c'est-à-dire avec prédominance de la convexité sur la concavité; *biconcaves*, *plano-concaves*, *concaves-convexes*, c'est-à-dire avec prédominance de la concavité sur la convexité. Les verres plano-convexes, biconvexes, concaves-convexes avec prédominance de convexité, sont *convergents ;* les autres sont *divergents.*

Les verres concavo-convexes ou convexes-concaves sont appelés *périscopiques ;* ils ont été imaginés par Wollaston, qui leur attribue l'avantage de faire voir les objets nettement dans un plus grand espace que les autres genres de verres appelés *isocèles.* Nous croyons qu'on attache une trop grande importance à cette modification et que, à moins de verres à foyer très-court, la forme généralement usitée convient très-bien.

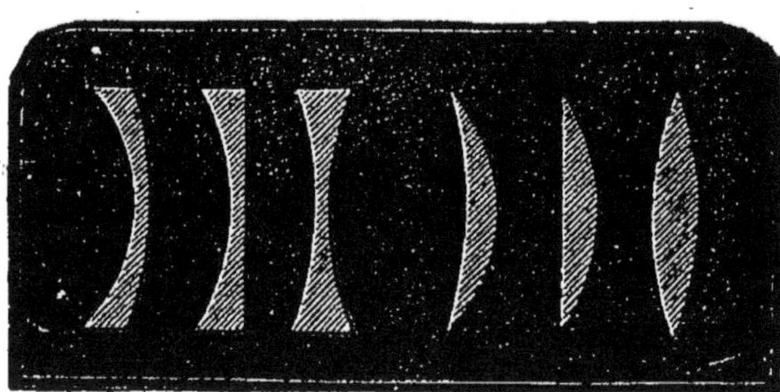

Figure 4.

On taille les verres sur des formes *sphériques creuses* pour les convexes, sur des formes en relief pour les concaves. On leur donne un degré de courbure variable, d'après le degré de convergence ou de divergence des rayons lumineux que l'on veut obtenir. On les distingue les uns des autres par des numéros correspondant à la longueur du rayon de la sphère sur laquelle ils ont été taillés, ou mieux encore à la longueur du foyer. Plus la courbure est forte, plus le foyer est court. La mesure du foyer des verres est exprimée en *pouces*. Ainsi quand on parle d'un verre *convexe* n° 2, on entend dire que ce verre appartient à une sphère dont le rayon a deux pouces. Prescrit-on de porter un verre *concave* n° 15, ce verre présente deux surfaces concaves dont chacune répond à un rayon de quinze pouces. Il importe de faire remarquer qu'aujourd'hui encore, et alors que le système métrique a été adopté pour toutes les mesures, les opticiens expriment encore par pouces le foyer de leurs verres à lunettes.

Il est une autre forme de verres dont il convient de dire quelques mots; ce sont les verres *cylindriques*, ainsi nommés parce qu'ils sont taillés aux dépens d'un *cylindre*, par opposition aux verres ordinaires, taillés aux dépens d'une sphère. Les verres cylindriques sont exclusivement réservés pour cette aberration de la vision, connue sous le nom d'*astigmatisme*.

Les verres *prismatiques* sont des verres taillés à surfaces parfaitement planes, mais inclinées l'une sur l'autre de 1 à 20 degrés. Ils possèdent les propriétés réfringentes des prismes, c'est-à-dire que les rayons lumineux qui les traversent se rapprochent de la base du prisme. Pour se rendre compte de l'effet produit par ces sortes de verres, il convient de rappeler la marche des rayons lumineux à travers un prisme.

Supposons (*fig.* 5, *p.* 8) un point lumineux placé en O, dans le plan de la section principale ABC d'un prisme, et OD un rayon incident. Ce rayon se réfracte en D, en se rapprochant de la normale *nn'*, puisqu'il passe dans un milieu plus réfringent. En K, il éprouve une seconde réfraction, en s'écartant de la normale *nn''*, puisqu'il passe du verre dans l'air, c'est-à-dire dans un milieu moins réfringent ; il prend la direction KH pour entrer dans l'œil ; ce dernier voit donc l'objet O en O'. Cela revient à dire que les rayons lumineux partis d'un objet, traversant un prisme, se rapprochent de la base de ce dernier ; ou encore, que les objets vus à travers un prisme semblent déviés vers le sommet de ce prisme. Si, fermant l'un des yeux, on place devant l'autre un prisme à travers lequel on regarde la flamme d'une bougie, on reconnaît que si on tourne le sommet du prisme en *haut*, la flamme paraît *relevée ;* si on tourne le sommet du prisme en

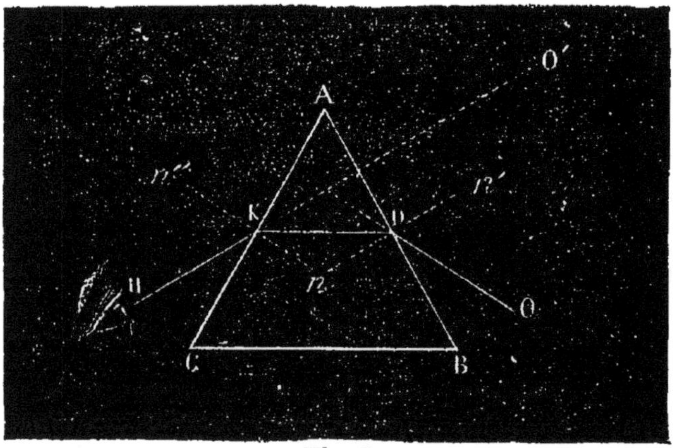

Fig. 5.

bas, la flamme paraît *abaissée ;* si on porte le sommet en *dedans*, la flamme recule en *dedans ;* si on porte le sommet en *dehors*, la flamme recule en *dehors*. En d'autres termes : *un verre prismatique étant placé devant l'œil, l'image de l'objet, qu'on regarde, se forme sur une partie de la rétine plus rapprochée de la base du prisme.*

Les opticiens font des prismes dont l'écartement

des deux faces varie de 1 degré à 20 degrés. Plus le prisme a de degrés, plus la déviation de l'objet est considérable.

Nous verrons plus loin ce qu'il faut penser de l'emploi de ces verres dans la *diplopie*, c'est-à dire chez les sujets qui, par le fait d'une déviation d'un des yeux, voient les objets doubles.

CHAPITRE II

DES CONSERVES

Les *conserves* sont des instruments destinés à protéger les yeux contre une lumière trop vive ou contre les corps étrangers qui peuvent irriter ces organes. Elles diffèrent des lunettes, en ce que les verres sont formés de surfaces *planes*.

On a donné aux verres des conserves diverses couleurs. La couleur *verte* altère la teinte des objets que l'on regarde, ce qui est un grand inconvénient ; il en est de même de la couleur *bleue* qui produit cet effet, à un moins haut degré cependant, ce qui fait qu'on la préfère pour l'usage ordinaire. Les conserves vertes ou bleues fournissent encore la sensation de couleurs *complémentaires*, lorsque la lumière, au lieu de traverser directement les verres, arrive par les côtés. C'est ainsi qu'avec des verres bleus, les rayons paraissent jaunes.

Pour éviter ces inconvénients, on se sert de verres de couleur *bleu-noir* que l'on appelle verres *neutres* ou à *teinte fumée*. Ces derniers ne changent pas la teinte des objets ; ils les montrent seulement moins colorés et ne donnent pas naissance aux couleurs complémentaires.

Les conserves à verres de couleur ont pour effet d'atténuer l'action de la lumière ; ceux qui ont pour destination de mettre l'œil à l'abri de l'atteinte des corps irritants extérieurs sont pourvus de verres incolores. Les habitants des régions polaires placent devant les yeux de petites capsules percées d'un trou, vis-à-vis de la pupille, pour prévenir les effets de la réverbération du soleil sur la neige.

Chez les individus qui ont une grande irritabilité de la rétine, l'usage de conserves, construites comme nous l'avons indiqué plus haut, ne prévient pas le passage des rayons de lumière blanche dans l'œil, sur les limites des verres. On remédie à cet inconvénient, en garnissant de taffetas noir ou bleu les cercles qui enchâssent les verres et même les branches latérales des conserves.

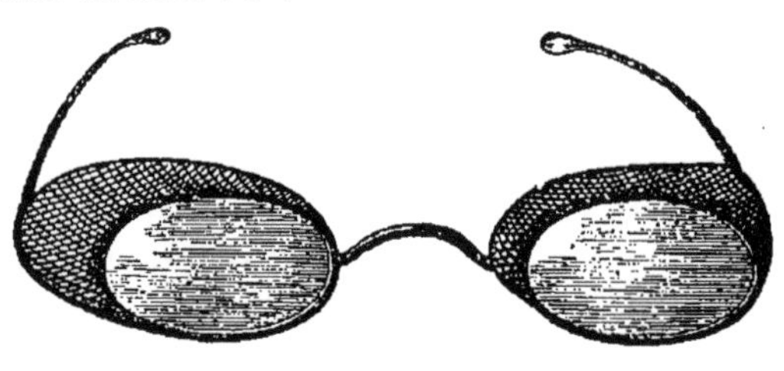

Figure 6.

A la classe des conserves se rattachent les *lunettes de chemin de fer* (fig. 6), dans lesquelles les cercles enchâssant les verres sont entourés d'un treillis métallique assez serré pour empêcher l'introduction de parcelles de poussière sans s'opposer à la circulation de l'air. Quelques opticiens fabriquent ces lunettes, en remplaçant les branches par des cordons élastiques, afin de mieux assujettir l'instrument sur l'œil. C'est une modification malheureuse, parce que le plus souvent le rebord des coquilles comprime la base des paupières, ce qui donne lieu à de l'œdème. J'ai observé parfois des enfants, auxquels on faisait porter des lunettes de ce genre, pour remédier à la photophobie, et chez lesquels la conjonctive palpébrale était devenue le siége d'un boursouflement énorme, qui disparaissait en changeant la monture des conserves.

Nous connaissons l'instrument, la lunette. Il convient à présent d'en déterminer l'emploi, c'est-à-dire de rechercher les cas qui en motivent l'usage.

CHAPITRE III

DE L'EMPLOI DES LUNETTES

Il est un principe dont on ne saurait trop se pénétrer, et qui est méconnu bien souvent ; c'est que les lunettes sont uniquement destinées à corriger les phénomènes anormaux, ou parfois même normaux, de réfraction dont l'œil est le théâtre. Attribuer aux lunettes un autre rôle, leur demander un autre service, c'est méconnaître le but de ces instruments.

Conditions de la vision nette.

Pour qu'un objet soit vu *nettement*, il est nécessaire que tous les rayons lumineux partis de chacun des points de cet objet, et qui traversent la pupille, viennent se réunir sur un même point de la rétine, dans l'épaisseur de cette membrane, sur la couche des *bâtonnets*. Si les rayons se réunissent en deçà ou au delà de la rétine, la sensation est moins nette ou même confuse.

L'œil possède un appareil dioptrique propre à réaliser la réunion sur un même point de la rétine de tous les rayons partis du même point de l'objet qu'on regarde. Cet appareil se compose de la cornée, de l'humeur aqueuse, du cristallin et du corps vitré, dont l'ensemble représente une lentille biconvexe formée de couches qui possèdent divers indices de réfraction. La figure 7 est destinée à montrer le mécanisme de la formation sur la rétine des images des objets placés hors de nous.

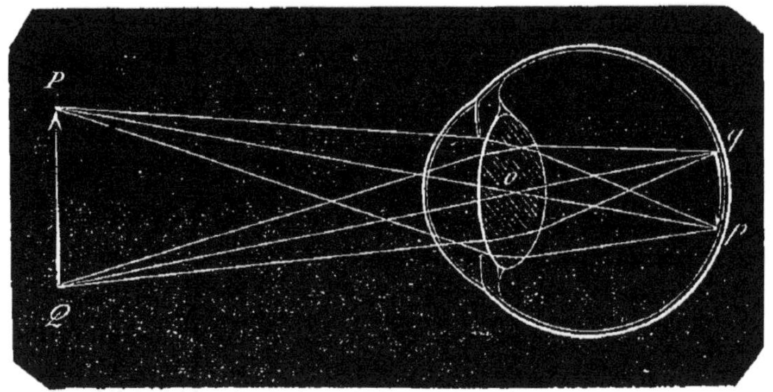

Figure 7.

Soit un objet éclairé PQ, placé à une certaine distance de l'œil. Considérons seulement deux points de cet objet, les points P et Q.

Du point P, partent des rayons lumineux qui se portent en tous sens; parmi ces rayons, il en est un certain nombre qui tombent sur la cornée, et qui forment la base d'un cône dont le sommet est en P. Considérons, parmi ces rayons, trois d'entre eux seulement : d'abord, il en est un, P*o*, qui, passant par le centre optique *o* de l'œil, ne subit pas de déviation. Le centre optique de l'œil est situé un peu en arrière du cristallin, et c'est par erreur que, dans la figure 7, on l'a placé au centre de la lentille. Le rayon P*o* aura donc une direction P*op*, et rencontrera la rétine en *p*. Un autre rayon, parti du point P, tombe sur la périphérie de la cornée, vers le haut de cette membrane. En passant de l'air dans le tissu cornéen, il subit une déviation, parce que l'indice de réfraction de la cornée est supérieur à celui de l'air. Ce rayon se rapproche de la perpendiculaire au point d'incidence, c'est-à-dire qu'il se rapproche de l'axe de l'œil. En passant de la cornée dans l'humeur aqueuse, il subit une nouvelle déviation, parce que l'indice de réfraction de l'humeur aqueuse l'emporte sur celui de la cornée ; le rayon se rapproche donc encore de l'axe de l'œil.

En passant de l'humeur aqueuse dans le cristallin, nouvelle déviation due à ce que l'indice de réfraction du cristallin est supérieur à celui de l'humeur aqueuse. En passant du cristallin dans l'humeur vitrée, autre déviation : l'indice de réfraction de l'humeur vitrée est plus faible que celui de la lentille. Le rayon lumineux *s'écarte* de la perpendiculaire au point d'émergence ; mais comme le cristallin se termine en arrière par une surface convexe, le rayon, tout en s'écartant de la perpendiculaire au point d'émergence, se rapproche encore de l'axe de l'œil. Il croise cet axe dans l'épaisseur de l'humeur vitrée, et vient rencontrer la rétine en un point *p*, après s'être croisé avec le rayon P*o*, qui a passé par le centre optique de l'œil. En appliquant le même raisonnement au rayon parti du point P qui tombe sur la périphérie de la cornée, vers le bas de cette membrane, on voit que ce rayon se rencontre avec les deux autres rayons au point *p*. Si la rencontre des trois rayons se fait dans l'épaisseur de la rétine, en un même point *p*, on a une sensation très-nette ; si cette rencontre a lieu en deçà ou au delà de la rétine, la sensation est vague.

En appliquant un raisonnement semblable aux trois rayons partis du point Q, tombant sur la cornée et formant sur cette membrane la base d'un cône dont le sommet est en Q, on voit que tous ces rayons vont se réunir en *q*. Si la réunion se fait en un même point dans l'épaisseur de la rétine, la sensation perçue est nette ; si la rencontre a lieu au devant ou en arrière de la rétine, la sensation est confuse.

La construction précédente démontre que les objets extérieurs forment sur la rétine une image renversée, *q*, *p*, et plus petite que l'objet lui-même *P*, *Q*.

Assimilation des milieux réfringents de l'œil à une lentille.

On peut considérer l'ensemble des milieux réfringents de l'œil : cornée, humeur aqueuse, cristallin, corps vitré, comme un système lenticulaire terminé en avant et en arrière par une surface convexe, c'est-à-dire comme une lentille bi-convexe. L'œil fonctionne donc, dans l'acte de la vision, comme une lentille de ce genre, c'est-à-dire que le mode de formation, dans l'œil, des images des objets placés au devant de l'organe, est soumis aux mêmes lois physiques que la formation des images dans les lentilles bi-convexes.

Dans les lentilles bi-convexes, il y a trois espèces de foyer : le foyer *principal*, le foyer *conjugué* et le foyer *virtuel*. Le foyer *principal* est celui que forment les rayons parallèles à l'axe principal de la lentille ; le foyer *conjugué* est celui que forment les rayons émis par un objet plus éloigné de la lentille que son foyer principal, mais non parallèles à l'axe. A mesure qu'un objet s'approche d'une lentille, le foyer *conjugué*, formé de l'autre côté de la lentille, s'éloigne au delà du foyer *principal*, et lorsque l'objet se trouve au foyer *principal*, les rayons sortent de l'autre côté de la lentille, parallèles entre eux, c'est-à-dire qu'il ne se forme plus de foyer. Le foyer est *virtuel*, lorsque l'objet étant situé entre la lentille et le foyer principal de celle-ci, les rayons, après avoir traversé la lentille, sortent divergents : ils ne forment plus un foyer du côté opposé de la lentille; mais, si on les suppose prolongés du côté correspondant à celui où se trouve l'objet, ils forment de ce côté un foyer plus éloigné que le foyer principal.

Le mode de formation des *images* des objets, dans les lentilles bi-convexes, se déduit des lois précédentes. Il y a, pour les lentilles de ce genre, deux espèces d'images : des images *réelles* et des images *virtuelles*. Nous n'avons à tenir compte ici que des premières.

Lorsqu'un objet est situé à *l'infini*, l'image de l'objet se forme de l'autre côté de la lentille, au niveau du foyer *principal* de la lentille. Si, au contraire, l'objet est situé à une distance finie, l'image de l'objet se forme de l'autre côté de la lentille, *au delà* du foyer principal, et d'autant plus au delà que l'objet se rapproche de la lentille, si bien que si l'objet arrive au foyer principal de la lentille, son image se forme du côté opposé à *l'infini*, ce qui veut dire qu'il n'y a plus d'image.

L'œil, avons-nous dit, représente, en tant qu'instrument d'optique, un appareil lenticulaire bi-convexe. Les images des objets placés au devant de l'œil se forment donc dans l'organe à des endroits variables. Un objet situé à l'infini ne fait pas son image dans l'œil au même endroit qu'un objet situé à trente centimètres de l'organe.

Or, une condition fondamentale pour que les objets

soient vus *nettement* est que leur image se forme sur la couche des bâtonnets de la rétine. Pour qu'un objet soit vu *nettement*, il faut une condition *physique* et une condition *physiologique*. Il faut que la rétine, *membrane sentante*, soit placée au *foyer principal* ou *conjugué* du système lenticulaire de l'œil.

Détermination du foyer principal et du foyer conjugué dans l'œil.

Auquel de ces deux foyers correspond la rétine?

Est-ce au *foyer principal?*

Est-ce au *foyer conjugué?*

Si c'est au foyer *principal* que correspond la rétine, il n'y aura que les objets situés à l'infini, les astres par exemple, qui viendront former sur la rétine une image nette. Tous les objets situés à une distance ordinaire viendront former leur image *en arrière* de la rétine, et la sensation n'en sera plus nette. Elle ne reprendra sa netteté, qu'autant que l'œil subira une modification spéciale propre à changer la place des foyers de l'œil, c'est-à-dire à faire que la rétine, au lieu d'être au foyer *principal*, se trouve reportée au foyer *conjugué* de l'œil.

Si c'est au foyer *conjugué* de l'œil que correspond la rétine, les objets situés à l'infini, les astres, par exemple, viendront former leur image au foyer *principal*, c'est-à-dire au devant de la rétine. Dès lors cette image ne sera plus très-nette. Par contre, les objets situés à une distance ordinaire viendront former leur image sur la rétine, c'est-à-dire que cette image aura toute la netteté désirable pour être perçue.

Nous admettons que, dans un œil doué d'un pouvoir réfringent ordinaire, la rétine est située au *foyer con-*

jugué de l'organe, et le *foyer principal* à une très-petite distance au devant de la rétine. Chez un sujet qui a une portée de vue ordinaire, les objets fins, les caractères d'imprimerie par exemple, sont vus NETTEMENT, ET SANS AUCUN EFFORT, à la distance de trente centimètres. Or, puisque nous avons considéré l'œil comme une lentille, l'objet placé à trente centimètres de l'organe doit venir former son image au foyer *conjugué* de cette lentille. Donc la rétine est au *foyer conjugué* de l'œil. Et puisque, dans tout système de lentille, le *foyer conjugué* est en arrière du foyer principal, et *vice versa,* il en résulte que le *foyer principal* de l'œil est situé au devant de la rétine.

En partant de l'hypothèse précédente, et en se plaçant toujours au point de vue des lois de la dioptrique, on arrive à cette conséquence que, si l'objet se rapproche davantage de l'œil, son foyer *conjugué* se forme en *arrière* de la rétine; que s'il s'éloigne de l'œil, il forme son foyer conjugué au *devant* de la rétine, et que s'il est situé à l'infini, comme les astres par exemple, son image sera au foyer *principal* de l'œil, c'est-à-dire au devant de la rétine encore. Dans les trois cas, il y a des *cercles de diffusion* sur la rétine même, et la sensation est moins nette.

Il est facile de se convaincre que les choses se passent ainsi :

1° Fixez des caractères d'imprimerie, et de préférence des caractères dits *gras ;* à la distance de trente

centimètres de l'œil, vous les voyez très-nettement ; les contours en sont bien arrêtés. Rapprochez-les lentement des yeux, il arrive un moment où ces mêmes contours sont ombrés, confus, et vous ne distinguez plus que des barres noires séparées par des ombres. A ce moment, et sans déranger la position relative de la page imprimée et des yeux, placez devant ceux-ci des verres convexes de dix pouces de foyer. Les caractères imprimés se montrent de nouveau avec toute leur netteté.

Il est facile d'interpréter les phases de cette expérience : quand les caractères imprimés sont placés à la distance de trente centimètres des yeux, ils sont nettement perçus, parce que leur image se forme sur la rétine. En les rapprochant, leur foyer *conjugué* dans l'œil se forme *en arrière* de la rétine, et sur celle-ci existent des *cercles de diffusion*. En interposant un verre convexe, vous ajoutez une lentille biconvexe au système lenticulaire de l'œil ; vous changez la situation du foyer *conjugué* qui, se rapprochant du foyer *principal*, vient de nouveau correspondre à la rétine.

2° La meilleure preuve que le foyer *principal* de l'œil est situé *au devant* de la rétine, c'est la nature même de l'impression produite par la contemplation des objets situés à l'infini. Les astres connus sous le nom d'*étoiles* et que nous pouvons, en raison de leur très-grande distance, considérer comme situés à l'infini, ne donnent pas à notre *sensorium* une image nette. Il y a dans cette image une partie centrale bien arrêtée et une partie périphérique qui semble composée d'une foule de rayons. Un bec de gaz allumé, vu à une certaine distance, produit le même effet. Fixez la flamme d'une bougie à une distance de six mètres, cette flamme vous apparaît agrandie en largeur. Son image se forme donc *au devant* de la rétine sur laquelle existent des cercles de diffusion. En interposant à la flamme et à l'œil un verre concave, la flamme apparaît de nouveau nette, parce que l'addition du verre fait diverger les rayons lumineux qui viennent de nouveau former leur foyer *conjugué* sur la rétine.

En professant que la rétine, dans un œil normal, est située au *foyer conjugué* de l'organe, nous sommes en désaccord avec plusieurs savants de notre époque, qui admettent que la rétine est placée au *foyer principal* de l'œil. D'après cette seconde hypothèse, les objets situés à la distance ordinaire de l'œil forment leur image en arrière de la rétine ; ils ne sont perçus nettement, qu'autant qu'il se passe dans l'œil des *modifications* propres à reporter l'image plus en avant, c'est-à-dire sur la rétine même. Nous avons signalé, dans le paragraphe précédent, les expériences usuelles qui montrent que le foyer principal de l'œil est situé au devant de la rétine. Mais, à défaut d'expériences, le raisonnement seul conduit à douter d'une pareille assertion. En effet, nous sommes surtout destinés à exercer nos yeux pour la vision des objets placés à une faible distance. Comment admettre dès lors que l'œil a été construit de façon à voir à l'infini, et qu'il soit condamné à des efforts incessants pour voir les objets placés à la distance ordinaire? Quand on reconnaît que tous les organes de l'économie sont modelés de façon à dépenser le moins d'efforts possibles pour l'accomplissement des fonctions, comment croire que l'œil se soustrait à cette loi générale? Chez les peuples civilisés, alors que les rapports sociaux appellent surtout la vision à courte distance, combien de fois par jour l'œil subirait-il des modifications? Remarquez bien, en effet, qu'il est impossible de sortir de ce dilemme :

Ou le foyer *principal* de l'œil est au devant de la rétine, et alors les objets placés à la distance ordinaire forment leur foyer *conjugué* sur la rétine, ce qui donne lieu à une *perception nette* de ces objets, *sans la moindre fatigue* pour l'organe.

Ou le foyer *principal* de l'œil est sur la rétine, et alors il faut de toute nécessité que la vision des objets placés à la distance ordinaire, pour ne pas être confuse, entraîne des changements dans les milieux dioptriques de l'organe, *ce qui ne peut se faire sans fatigue pour l'œil.*

Nous admettons donc que l'œil est construit de façon que son foyer *principal* est situé un peu au devant de la rétine, pendant que le foyer *conjugué* répond à la rétine elle-même, alors que les objets sont placés à la distance de la vision distincte, c'est-à-dire à trente centimètres au devant de l'œil. En partant de ce principe, il est facile de comprendre que si les objets se rapprochent ou s'éloignent de l'œil, le foyer conjugué tombe en arrière ou au devant de la rétine. Comment se fait-il cependant que les objets plus rapprochés ou plus éloignés de l'œil que la distance de trente centimètres sont encore vus?

Deux questions se présentent ici :

1° L'œil voit-il bien nettement ces objets?

2° S'accomplit-il dans l'œil quelque changement dans les milieux dioptriques qui amène le foyer *conjugué* sur la rétine, quelle que soit la distance de l'objet?

L'œil voit-il bien nettement les objets éloignés?

Nous avons dit que nous considérons le foyer *principal* de l'œil comme étant placé au devant de la rétine, et celle-ci comme placée au foyer *conjugué* de l'organe lorsque ces objets sont à la distance de trente centimètres. Si ces objets s'éloignent davantage de l'œil, ils forment leur image *au devant* de la rétine, et d'autant plus en avant de la rétine qu'ils sont plus éloignés, c'est-à-dire que tous les rayons partis de chaque point de l'objet se réunissent au devant de la rétine. Chacun des points de l'objet est donc représenté sur la rétine par un cercle de diffusion. Tous les cercles de diffusion anticipant les uns sur les autres, la vision perd sa netteté de plus en plus, à mesure que l'objet s'éloigne davantage.

L'expérience suivante montre que les choses se passent ainsi : Tracez sur une feuille de papier blanc des barres noires de deux millimètres de large, séparées par des intervalles de même largeur. Donnez à ces barres la direction verticale (A). Si vous placez la feuille de papier à la distance de trente centimètres de l'œil, vous voyez nettement les contours des barres et

B

A

les intervalles blancs qui les séparent. Eloignez-vous de quelques mètres, vous n apercevez plus qu'un dessin noir *uniforme* dont les dimensions en largeur l'emportent de beaucoup sur les dimensions verticales, et où il est impossible de saisir des intervalles blancs. Si au lieu de donner aux barres noires une direction verticale, vous les tracez horizontalement (B), les effets sont les mêmes. Si, au moment où, vous éloignant graduellement de la feuille de papier blanc, les barres noires se confondent les unes avec les autres, vous placez devant l'œil un verre concave d'un numéro approprié, vous les voyez de nouveau distinctement.

Que s'est-il passé dans cette expérience? Lorsque vous êtes placé à trente centimètres de distance de la feuille de papier, chacune des barres forme son image sur la rétine et la vision en est nette. A la distance de quelques mètres, chacune des barres noires forme sur la rétine un cercle de diffusion; les images rétiniennes des barres anticipent les unes sur les autres; les images rétiniennes des intervalles blancs qui les séparent sont couvertes par les images noires des barres elles-mêmes; d'où la sensation d'une masse noire unique. Les objets sont donc vus, mais confusément. On en aperçoit la masse, mais on n'en saisit pas les détails.

Une objection se présente : dans tout système lenticulaire, l'image formée au foyer conjugué est d'autant plus petite que l'objet s'éloigne davantage. Un objet de dimensions déterminées forme donc sur la rétine une image d'autant plus petite que cet objet est plus éloigné. Or, une condition essentielle pour qu'un objet soit nettement perçu, est que chacune des parties de l'objet réponde à un *élément anatomique* de la rétine. Si le même élément anatomique répond à deux portions de l'image d'un objet, ces deux portions donnent à l'encéphale une sensation unique, c'est-à-dire qu'il y a confusion. Ainsi, dans l'expérience citée plus haut, des barres noires verticales, il serait possible, qu'à une certaine distance, l'image des barres noires et l'image de l'intervalle blanc qui les sépare tombassent toutes les deux sur la rétine. Seulement cette image serait assez petite pour impressionner le même élément anatomique de la rétine, d'où la confusion du blanc et du noir.

Une autre expérience, déjà citée aussi, permet de résoudre cette difficulté. Si on fixe la flamme d'une bougie, à la distance de trente centimètres, les contours en sont nets. A la distance de quelques mètres, la flamme apparaît sous la forme d'une portion centrale plus brillante et d'une portion périphérique plus terne composée d'une foule de prolongements rayonnés. Donc, à cette dernière distance, l'image de la flamme ne tombe pas sur la rétine, mais cette image forme sur la rétine des cercles de diffusion.

La formation de petits cercles de diffusion sur la rétine n'empêche pas la perception des objets. L'expérience suivante le prouve : fixez des caractères d'imprimerie un peu grands et *gras* (p. 17) à la distance de trente centimètres; vous les voyez très-nettement; les pleins sont bien limités et la transition du noir au blanc de la page est brusque. Rapprochez maintenant ces mêmes caractères de l'œil, les barres noires sont entourées d'une portion sombre qui se fond insensiblement avec le blanc de la page. Les caractères imprimés ne sont plus nets, mais ils n'en sont pas moins reconnaissables.

On peut se rendre compte de la possibilité de voir les objets, alors même qu'il se forme des cercles de diffusion sur la rétine, pourvu que ces cercles ne soient pas trop étendus. Lorsqu'un objet est situé à la distance de la vision distincte, tous les rayons lumineux partis de chacun des points de l'objet se réunissent en un seul et même point de la rétine, c'est-à-dire qu'un seul élément anatomique de la rétine est impressionné par l'ensemble de ces rayons. La sensation est aussi *vive* et aussi *nette* que possible. Si l'objet se rapproche de l'œil, tous les rayons lumineux partis de chacun des points de l'objet se réunissent en arrière de la rétine et forment sur celle-ci la surface de section d'un cône couvrant plusieurs éléments anatomiques de la rétine. L'un de ces éléments est impressionné par un grand nombre de rayons, pendant que les voisins en reçoivent un plus petit nombre. La sensation est *plus vive* pour le premier élément, *faible* pour les autres. Ces derniers reçoivent à leur tour des rayons lumineux partis d'autres points de l'objet en bien plus grand nombre que ceux qui proviennent du cône voisin. L'impression en est relativement plus forte et annihile celle des rayons voisins.

Pareille explication s'applique aux cas où l'objet s'éloigne de l'œil.

Ainsi, l'œil voit les objets éloignés, mais il ne les voit pas bien nettement. Ces objets se peignent sur la rétine absolument comme un ensemble de monuments situés à diverses distances se peint sur une plaque daguerrienne. Le *sensorium commune* devine les objets éloignés par l'habitude, mais la rétine ne percevant qu'une image confuse, nous sommes exposés à des erreurs continuelles.

Se passe-t-il dans l'œil des modifications matérielles qui mettent l'organe dans des conditions telles, que pour toutes les distances des objets, l'image de ces objets vient se former sur la rétine? En d'autres termes, l'œil s'adapte-t-il aux distances?

La réponse à cette question est implicitement contenue dans les principes développés précédemment. Si l'œil avait la faculté de *s'adapter aux distances*, nous pourrions voir, sans cercles de diffusion les objets qui s'éloignent, aussi bien que ceux qui se rapprochent de l'organe. Rappelons deux expériences qui prouvent le contraire. Si vous fixez la flamme d'une bougie placée à quelques mètres de distance, vous la voyez entourée d'une portion moins brillante; si la flamme est plus éloignée encore, vous apercevez des prolongements rayonnés. Commandez à votre œil de faire un effort pour revoir la flamme avec des contours nets, il vous est impossible d'y arriver. Votre volonté est donc impuissante à faire disparaître les cercles de diffusion, c'est-à-dire impuissante pour imprimer à l'œil une modification matérielle qui amène l'image de la flamme sur la rétine. Fixez des caractères d'imprimerie à la distance de trente centimètres; vous les voyez nettement. Rapprochez-les de l'œil, jusqu'à ce que vous aperceviez les ombres qui entourent les pleins des caractères de l'alphabet. A ce moment, cherchez encore, par un effort de votre volonté, à revoir les caractères imprimés avec des contours bien arrêtés, c'est-à-dire à faire disparaître les cercles de diffusion qui se sont formés sur la rétine; vous n'y arrivez pas. Vous ne pouvez donc modifier l'état matériel de votre œil, pas plus pour voir nettement les objets trop rapprochés que pour voir nettement les objets trop éloignés. L'ŒIL NE SUBIT DONC PAS D'INCESSANTES MODIFICATIONS POUR L'EXERCICE DE LA VISION AUX DIVERSES DISTANCES.

Partant d'un principe entièrement opposé à celui que nous venons d'émettre, on a cherché à rendre compte de la vision aux diverses distances par des changements survenus dans l'état de l'œil, changements ayant pour effet de laisser constamment sur la rétine le foyer des rayons lumineux émanés des divers points de l'objet. Les uns ont pensé que l'œil *s'allonge* ou se *raccourcit* dans son diamètre antéro-postérieur; de cette façon l'écran de la chambre obscure représentée par l'œil avance ou recule pour aller trouver le foyer des objets extérieurs. D'autres ont admis que les surfaces de terminaison des milieux réfringents subissent des *changements de courbure*, c'est-à-dire deviennent plus ou moins convexes dans la vision aux diverses distances, ce qui a pour effet de modifier la marche des rayons lumineux.

L'opinion que l'œil *s'allonge* et se *raccourcit*, suivant l'axe antéro-postérieur, pour la vision des objets *rapprochés* et *éloignés*, est appuyée sur plusieurs arguments. Un œil de lapin albinos est dépouillé des parties molles qui l'entourent; la cornée est dirigée vers une fenêtre éloignée. La fenêtre se peint nette sur le fond de l'organe. Celui-ci est alors serré entre les doigts : l'image, auparavant très-nette, de la fenêtre devient confuse; cesse-t-on la compression, l'image reprend sa netteté. Si on place la flamme d'une bougie à la distance de quelques centimètres de l'œil du même lapin, la compression exercée sur l'organe augmente la netteté de l'image.

L'anatomie et la physiologie normales et pathologiques, l'observation de certaines maladies, concourent à faire accepter l'opinion que les muscles de l'œil fonctionnent dans l'accomplissement de la vision ; que par leur seule tonicité, et à plus forte raison quand ils se contractent, ils agissent sur le globe, qu'ils entourent, pour lui faire éprouver certaines modifications dans ses diamètres. Les muscles droits compriment l'œil au niveau des quatre faces de l'organe. Les muscles obliques, enroulés autour du globe, doivent aplatir l'œil de haut en bas. Toutes ces actions réunies ont pour effet d'allonger l'axe antéro-postérieur de l'organe.

On observe parfois, chez les sujets atteints d'une paralysie de la troisième paire, c'est-à-dire des muscles droits supérieur, inférieur et interne, et du petit oblique, une *hyperopsie* qui disparaît après la guérison de la paralysie elle-même, et que l'on corrige par un verre bi-convexe, alors même que la pupille reste dilatée. Cela prouve que, dans l'état normal, ces muscles maintiennent l'œil dans un état d'allongement qui fait place à un *raccourcissement relatif*, lorsque la tonicité des muscles diminue.

Il existe, dans les annales de l'art, des faits irrévocables de *myopie* guérie par la section, soit du muscle petit-oblique, soit des muscles droits. Ces muscles, par leur contraction exagérée ou leur brièveté primitive, maintenaient l'œil dans un état d'allongement exagéré.

On ne saurait donc nier l'intervention des muscles dans l'exercice de la vision à diverses distances. En se *contractant*, ces muscles allongent l'organe et le mettent dans un état qui favorise la vision des *objets rapprochés;* en se *relâchant*, le globe revient à ses dimensions normales, et est propre à la vision d'*objets plus éloignés*.

C'est dans les *changements de forme du cristallin* que la plupart des physiologistes contemporains trouvent l'explication de la vision nette à diverses distances. Il en est qui ont cherché à démontrer expérimentalement ces changements de forme. Nous avons présenté ailleurs (1) les objections graves qui doivent faire repousser cette hypothèse. Parmi ces arguments, nous en rappellerons ici un seul : nous voulons parler des phénomènes qui se passent chez quelques sujets opérés de cataracte. En l'absence du cristallin, ils conservent la faculté de distinguer les objets éloignés et les objets placés à la distance ordinaire. Un malade, âgé de quatre-vingt-un ans, que j'opérai d'une double cataracte, dans la même séance, recouvra si bien la vision, qu'au bout de deux mois, l'opéré lisait des caractères d'imprimerie ordinaires,

(1) Voyez notre *Traité pratique des maladies des yeux*, t. II, p. 550 et suiv.

et qu'il reconnaissait de ses fenêtres, placées au troisième étage, ceux de ses amis qui passaient dans la rue, sans se servir de lunettes dans les deux cas.

Dans les recherches entreprises pour expliquer la vision nette à diverses distances, on n'a pas suffisamment tenu compte de la *sensibilité de la rétine.* On a comparé l'œil à un appareil d'optique, ce qui est exact; mais on a oublié que l'écran de cet appareil, la rétine, est ORGANISÉ; qu'à ce titre il diffère par ses propriétés de l'écran d'une chambre noire. En admettant même qu'il se passe dans l'œil quelques changements anatomiques, pour la vision aux diverses distances, il faut remarquer que plus la sensibilité de la rétine est développée, moins il est nécessaire de faire des efforts d'adaptation, parce qu'alors même qu'il se produit des cercles de diffusion sur la rétine, en raison de la situation de l'objet par rapport à l'œil, le *sensorium* fait abstraction de ces cercles et ne tient compte que de la partie nette de l'image.

Ce qui prouve que la faculté de distinguer les objets *nettement*, à diverses distances, est subordonnée à la sensibilité de la rétine, c'est que, chez les sujets où cette sensibilité diminue, la faculté dite d'accommodation perd elle-même son énergie. Observez les malades atteints d'amaurose cérébrale, vous constaterez non-seulement une diminution dans l'acuité de la vision, mais encore une diminution dans l'étendue des distances auxquelles ils voient nettement les objets. Les limites sont plus bornées, aussi bien quand on éloigne que quand on rapproche ces objets de l'œil.

Conclusion sur le mécanisme de la vision.

Dans un œil normal, les objets ne sont vus nettement qu'à une distance déterminée, qu'on appelle

DISTANCE DE LA VISION DISTINCTE. Cette distance est telle, qu'alors l'image des objets se fait sur la couche des bâtonnets de la rétine. En deçà et au delà de cette distance, les objets sont encore vus, mais d'autant moins nettement qu'ils s'en éloignent davantage, parce qu'alors l'image de ces objets forme sur la rétine des cercles de diffusion. Plus la sensibilité de la rétine est développée, plus grandes sont les limites de la vision distincte, parce que le *sensorium* fait abstraction des cercles de diffusion et ne tient compte que de la partie nette de l'image. Les muscles de l'œil maintiennent l'organe à un degré d'allongement compatible avec l'exercice de la vision à des distances moyennes. En se contractant, dans certaines conditions, ils allongent l'œil et favorisent la vision des objets rapprochés. En se relâchant, l'organe se raccourcit, ce qui favorise la vision des objets éloignés.

CHAPITRE IV

DE L'EMPLOI DES LUNETTES DANS LA MYOPIE

Le mot MYOPIE vient de μύειν, cligner, ὤψ, œil, parce que les myopes ont l'habitude de rapprocher les paupières quand ils veulent distinguer les objets éloignés.

Nous avons établi précédemment que, dans un œil normal, les objets placés à la distance de trente centimètres environ forment leur image sur la couche des bâtonnets de la rétine. Il y a des yeux organisés de façon que l'image de ces objets, placés à la même distance, se forme *au devant* de la rétine : la vision est alors confuse ou même impossible à cette distance. Si on *rapproche* l'objet de l'œil, l'image se forme plus en arrière, c'est-à-dire *sur* la rétine, et la vision est nette : telles sont les conditions dans lesquelles se trouvent les yeux *myopes*.

La figure 8 donne une idée de la marche des rayons lumineux dans l'œil d'un myope. Soit en effet un point R appartenant à un objet placé à trente centimètres de l'œil. Si on considère trois des rayons partis de l'objet, on reconnaît que ces trois rayons, après avoir

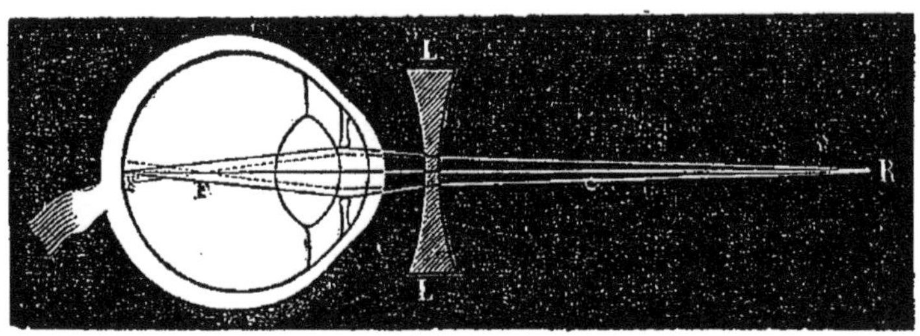

Fig. 8.

traversé les milieux réfringents et subi des déviations en rapport avec les indices de réfraction de ces milieux, se rencontrent en un point F, c'est-à-dire à une certaine distance au devant de la rétine ; en les prolongeant, on reconnaît que le point R est représenté sur la rétine même par un large cercle de diffusion. La vue est donc confuse. Si on place devant l'œil un verre biconcave L, les rayons éprouvent une déviation marquée dans la figure par les lignes pleines ; ils arrivent dans l'œil plus divergents ; et, tout en subissant dans l'intérieur de l'organe des déviations proportionnelles aux indices de réfraction des milieux, ils se réunissent en un même point de la rétine en F' ; la vision est alors nette.

Si, au lieu de placer l'objet à trente centimètres de

l'œil, le myope rapproche cet objet, les rayons lumineux partis des divers points de l'objet tombent plus divergents sur la cornée, absolument comme lorsqu'il y a interposition d'un verre biconcave, et ils se réunissent sur la rétine. Le *myope voit donc nettement de près.*

L'impossibilité de voir les objets nettement autrement que de près n'est pas un phénomène appartenant exclusivement aux myopes. Tous ceux qui ont une *diminution notable dans l'acuité de la vision* sont dans le même cas. On rencontre une classe nombreuse de sujets, chez lesquels la vision est originairement mauvaise. Chez eux, le sens de la vue est peu développé, absolument comme chez d'autres sujets le sens de l'ouïe ou le sens du goût.

On peut s'assurer, au moyen d'une expérience simple, qu'en diminuant sur soi-même l'acuité du sens, la vision ne s'exerce plus que de près. Fixez des objets placés à la distance de quelques mètres de l'œil, de façon à en reconnaître les détails. Placez alors devant les yeux une gaze très-fine, l'œil reçoit un moins grand nombre de rayons lumineux, c'est-à-dire que la force de l'excitant diminue, ce qui met l'œil dans les mêmes conditions que si la membrane sentante a moins de sensibilité. Il est facile de se convaincre, que pour voir l'objet aussi bien qu'avant l'interposition de la gaze, il est nécessaire de s'en rapprocher. Voici une variante de l'expérience : vous regardez des caractères d'imprimerie, à une distance donnée, de façon à les voir nettement ; vous diminuez la somme de lumière qui arrive sur la page imprimée ; si vous voulez continuer à lire, vous êtes obligé de vous rapprocher du livre.

Examinez des amaurotiques arrivés au point de ne pouvoir déchiffrer que de grands caractères d'imprimerie qu'ils voient à une distance déterminée; pour peu que vous éloigniez la page imprimée, ils ne distinguent plus que du noir sur du blanc.

Il convient de chercher à se rendre compte de la nécessité de regarder de près les objets pour les voir, quand il existe une diminution réelle de l'acuité de la vision. Toute sensation, pour être perçue, exige une certaine somme d'excitation de la membrane sentante. Plus la sensibilité propre à cette dernière est développée, moins l'excitant a besoin de force. Réciproquement, plus la sensibilité de la membrane sentante est obscure, plus l'excitant doit avoir d'énergie. Dans l'espèce, l'excitant est le fluide *lumière;* or, moins un objet est éclairé, moins il envoie de rayons lumineux sur la rétine; plus il est éloigné de l'œil, moins celui-ci reçoit de rayons lumineux partis de chacun des points de l'objet. Pour que l'excitation de la rétine soit suffisante pour donner lieu à une sensation perçue, il est nécessaire que, dans les deux cas, l'œil se rapproche de l'objet.

Il résulte des considérations précédentes que, chez les sujets atteints d'une diminution dans l'acuité de la vision, la myopie n'est *qu'apparente*, ce qui n'implique pas l'idée que ces mêmes sujets ne sont pas en même temps myopes. Loin de là : il se peut qu'avec un certain degré *d'amblyopie congénitale*, il existe en même temps un indice de réfraction plus considérable des milieux transparents de l'œil, condition qui favorise la vision de près, puisqu'elle permet aux images des objets rapprochés de l'œil de se former sur la rétine.

Etat de l'œil chez les myopes.

La formation des images au devant de la rétine, pour les objets situés à la distance de trente centimètres, peut tenir à l'une des deux conditions optiques suivantes : ou bien, les indices de réfraction des milieux transparents étant plus considérables que dans l'état normal, les rayons lumineux se réunissent plus tôt; ou bien, ces indices de réfraction étant les mêmes qu'à l'état normal, l'axe antéro-postérieur de l'œil est plus long, ce qui recule l'écran de la chambre noire représentée par l'œil.

Cet allongement de l'axe antéro-postérieur de l'œil a été attribué à la présence d'un *staphylôme postérieur*, développé au voisinage ou autour du nerf optique. Les tuniques de l'œil, amincies au niveau de l'endroit où existe le staphylôme, finissent, dit-on, par céder à la pression continue que les muscles de l'œil exercent sur l'organe, c'est-à-dire que les humeurs de l'œil soumises à une compression incessante de la part de la sangle contractile qui entoure l'organe ont une tendance incessante à s'échapper au dehors. Elles exercent une pression de dedans en dehors sur la coque fibreuse de l'œil, assez solide pour résister à cette pression. Si, dans un point de l'organe, la tunique fibreuse s'amincit, celle-ci est repoussée en dehors.

Que les choses se passent ainsi quelquefois, nous l'accordons; mais nous croyons que c'est l'exception. Et d'abord, la présence du staphylôme postérieur, chez les myopes, est bien moins fréquente qu'on ne l'a avancé. De ce que, chez un certain nombre de myopes, on trouve un segment blanchâtre autour de la papille optique, il ne s'ensuit pas qu'ils ont un *staphylôme postérieur*, c'est-à-dire une protubérance annexée au segment postérieur de l'œil et augmentant le diamètre antéro-postérieur de l'organe. Il faut que la sclérotique et la choroïde soient amincies dans une certaine étendue, pour donner lieu à la formation d'une véritable tumeur rétro-oculaire. Le *staphylôme postérieur* est donc, selon nous, l'exception chez les myopes. La *scléro-choroïdite postérieure* limitée est plus fréquente ; mais il est un certain nombre de myopes qui, examinés soigneusement à l'ophthalmoscope, ne présentent aucune altération. Chez eux, il y a un simple trouble de la réfraction, causé soit par une augmentation de l'indice de réfraction des milieux transparents, soit par une augmentation de courbure des surfaces de terminaison de ces mêmes milieux.

Une circonstance qui vient à l'appui de la dernière assertion mérite d'être rappelée. Chez quelques sujets, la myopie diminue avec l'âge, à tel point qu'ils finissent par se passer de verres concaves pour voir les objets éloignés. C'est que, par le fait seul de l'évolution propre aux tissus organiques, il arrive dans la vie de l'homme une période où l'œil est plus court et où les milieux transparents ont un indice de réfraction plus faible. Ceux qui viennent au monde avec un œil normalement organisé sont ainsi conduits à l'état de vision connu sous le nom d'*hyperopsie*. (Voyez page 41.) Chez le myope, ces transformations que l'âge amène dans l'organisation de l'œil compensent l'excès en longueur et l'indice de réfraction trop élevé des milieux. Le myope rentre dans les conditions de l'état normal à un âge où celui qui était primitivement doué d'un œil normal ne voit plus que de loin, c'est-à-dire est devenu *hyperope*.

Moyens propres à reconnaître la myopie.

Nous avons dit plus haut qu'il existe deux sortes de myopies : la myopie *réelle* et la myopie *fausse*. Il convient de distinguer ces deux états l'un de l'autre.

La myopie réelle se reconnaît aux signes suivants : présentez au sujet, pour la lire, une page imprimée en caractères ordinaires. A la distance de 30 centimètres, les caractères lui paraissent confus, et instinctivement il rapproche la page des yeux, et d'autant plus qu'il est plus myope. Si vous l'invitez à regarder de gros objets placés à une certaine distance, il ne les reconnaîtra pas. Jusqu'ici, rien ne prouve qu'il soit myope; un individu affecté d'*amblyopie*, d'*amaurose* commençante, est dans le même cas. Laissant la page imprimée à la distance de 30 centimètres des yeux, armez ceux-ci de verres *concaves* de divers numéros, et demandez au sujet s'il voit alors les caractères d'imprimerie nettement. Faites fixer de nouveau un objet éloigné, et assurez-vous si, avec des verres concaves d'un plus court diamètre, le sujet saisit les détails de l'objet qu'il regarde. En cas d'affirmative, il est atteint de *myopie vraie*.

La *myopie fausse*, qui est une véritable *amblyopie congénitale*, a de commun avec la myopie *vraie* que les sujets ne voient que de près. Elle en diffère en ce que, dans la première, les verres concaves, loin de favoriser la vision des objets placés à une certaine distance de l'œil, rendent cette vision beaucoup plus confuse.

Myopie fausse acquise.

Il arrive assez souvent qu'à une certaine période de la vie, à l'âge de l'adolescence, des enfants qui, jusqu'à cette époque, n'avaient présenté aucun trouble de la vision, perdent la faculté de distinguer les objets un peu éloignés. Les collégiens cessent de pouvoir suivre les démonstrations de mathématiques que le professeur fait sur le tableau noir placé à une certaine distance de l'élève. Bien des fois, nous avons été consulté pour des cas de ce genre. Ces mêmes enfants conservent la faculté de voir de près : ils lisent, à la distance de 30 centimètres, une page imprimée en caractères ordinaires. Si on examine les yeux à l'ophthalmoscope, on ne trouve parfois aucune altération des membranes profondes. C'est sous l'influence de travaux continus des yeux, pour des études qu'il faut accomplir dans un temps limité, que surviennent ces troubles visuels, désignés sous le nom fort impropre de *myopie à distance*. C'est une véritable *amblyopie* commençante. La vision a perdu de son acuité; les images des objets éloignés se forment, comme chez un sujet d'une vue ordinaire, au devant de la rétine, et sur celle-ci existent des cercles de diffusion. Mais la sensibilité de la rétine a diminué; si la somme de l'excitant reste la même, l'excitation produite est inférieure et la vision est confuse. Avec des verres concaves, d'un numéro que l'on cherche, les sujets arrivent à distinguer nettement les objets un peu éloignés, phénomène qui est aussi propre aux yeux les plus normaux, parce qu'avec l'adjonction de ces verres les images des objets se forment sur la rétine, c'est-à-dire que les cercles de diffusion sont supprimés. C'est un moyen à conseiller; mais il importe en même temps de recommander un exercice plus modéré de l'organe de la vue, si on ne veut pas que l'affection dégénère en une amblyopie incurable. Le repos des yeux est une condition fondamentale; on y ajoute les prescriptions hygiéniques en rapport avec l'état de santé de l'enfant.

Degrés de la myopie.

La myopie est plus ou moins prononcée. On en distingue trois variétés : la myopie *faible latente*, qui permet de distinguer assez bien les objets éloignés et très-nettement les objets rapprochés; la myopie *moyenne*, qui ne permet de voir distinctement que les objets rapprochés; la myopie *forte*, dans laquelle il est impossible de lire avec les deux yeux simultanément, parce que le livre doit être tellement rapproché, qu'une somme suffisante de lumière n'arrive plus sur la page imprimée, et que les deux axes optiques ne peuvent plus se rencontrer à cette faible distance; le sujet ne se servant le plus souvent que d'un seul œil, l'autre reste dans l'inaction, et la sensibilité de la rétine diminue.

Myopie compliquée d'amblyopie.

Chez la plupart des myopes, il existe une diminution plus ou moins notable dans l'acuité de la vision. La preuve, c'est qu'ils ne trouvent pas de verres qui permettent de voir des objets éloignés. Le degré de l'amblyopie varie et peut être déterminé par l'expérience suivante : On présente à lire au sujet des caractères d'imprimerie d'une certaine grosseur, le numéro 12 de Snellen, par exemple, qu'un œil normal

Vie de leurres, de

doit lire à 12 pieds. Le myope les voit confusément à cette distance; on lui fait essayer une série de verres concaves, jusqu'à ce qu'il trouve un numéro qui lui permette de voir nettement. S'il arrive à ce résultat, la myopie est essentielle, vraie. Si, au contraire, avec des verres concaves appropriés à sa vue, il ne distingue nettement ces mêmes caractères imprimés qu'à une distance plus rapprochée des yeux, il y a une diminution réelle dans l'acuité de la vision, une véritable amblyopie. Plus la distance nécessaire pour lire nettement ces mêmes caractères est courte, plus l'amblyopie est prononcée. C'est alors que l'examen de l'œil à l'ophthalmoscope montre le plus souvent l'existence d'une scléro-choroïdite postérieure ou de plaques d'atrophie choroïdienne.

Traitement.

Nous n'avons à nous occuper ici que du traitement palliatif de la myopie, c'est-à-dire du choix des lunettes appropriées à ce vice de la réfraction. Nous avons indiqué ailleurs (*Traité des maladies des yeux*, t. II, p. 573) les moyens curatifs préconisés contre cette affection.

Pour rendre à la vue du myope la netteté qui lui manque, il faut corriger le degré trop prononcé de convergence que subissent dans l'œil les rayons lumineux. Il suffit de les faire diverger avant leur passage à travers la cornée, ce qu'on obtient en plaçant devant l'œil un verre concave d'un numéro approprié. C'est ce que démontre la figure 8, page 30. Avant l'interposition du verre concave, tous les rayons lumineux partant du point R se réunissaient en f au devant de la rétine et formaient sur celle-ci un cercle de diffusion. En passant à travers le verre concave LL, ces mêmes rayons lumineux subissent une déviation qui les fait se réunir sur le même point de la rétine, en f'. La vision est alors distincte.

Le traitement palliatif de la myopie consiste donc à faire porter des *verres concaves* d'une force appropriée au degré de la myopie.

Choix des verres.

Le choix des verres est fait le plus souvent sans le moindre discernement. Tout individu jeune qui ne voit les objets que de près, se croyant myope, arme ses yeux de verres concaves. Il y a là une première faute; car autant ces verres sont utiles à ceux qui ont une myopie *réelle*, autant ils sont préjudiciables en cas de myopie *fausse*. En second lieu, la myopie étant bien constatée, il n'est pas indifférent de se servir de tels ou tels verres concaves; en d'autres termes, il est important de déterminer le numéro du verre. Il ne faut pas oublier non plus que les mêmes verres ne peuvent pas servir pour voir les objets rapprochés et les objets éloignés. En effet, les objets éloignés formant leur foyer plus au devant de la rétine que les objets rapprochés, les verres qui servent pour la lecture ne sont pas assez forts pour voir plus loin. Il faut donc conseiller aux myopes d'avoir deux paires de lunettes d'un numéro différent : des verres plus faibles pour voir de près, des verres plus forts pour voir plus loin.

On a voulu appliquer le calcul à la détermination du numéro du verre qui convient au myope. Pour cela, on commence par chercher la distance de la *vision distincte* du sujet, au moyen d'un *optomètre*, ou, à défaut d'un instrument de ce genre, en présentant à lire des caractères d'imprimerie ordinaires. On note la distance à laquelle les caractères sont nettement reconnus. Tenant ensuite compte de la distance de la *vision distincte* à l'état normal, qui est de 30 centimètres ou 11 pouces, on peut, au moyen d'une formule simple, déterminer en pouces le foyer des verres qu'il convient d'appliquer. Cette formule est :

$$f = \frac{pd}{p-d}$$

f est le numéro du verre à prendre; p est la distance de la vue distincte pour les vues ordinaires, c'est-à-dire 30 centimètres ou 11 pouces; d est la distance de la vue distincte pour la personne atteinte de myopie.

Un exemple fera mieux comprendre. Supposons un *myope* pour lequel la vision n'est distincte qu'à la distance de 3 pouces ; en substituant les chiffres équivalents à la formule $f = \frac{pd}{p-d}$, on a :

$$f = \frac{11 \times 3}{11 - 3} = \frac{33}{8} = 4 \text{ pouces et } 1/8.$$

Ainsi le myope en question devra se servir, pour lire à la distance de 30 centimètres, de verres biconcaves ayant 4 pouces 1/8 de foyer.

On déterminerait de la même manière, par le calcul, le numéro du verre approprié à la distance des objets plus éloignés : il suffit de changer dans la formule la valeur de p.

La détermination du numéro du verre concave, approprié au myope, se fait communément à l'aide d'essais de verres de divers numéros. On s'y prend de la manière suivante : On présente au sujet des caractères d'imprimerie de grandeur ordinaire, en plaçant le livre à la distance de 30 centimètres. Le myope ne peut lire à cette distance. Conservant celle-ci d'une manière immuable, on arme successivement les yeux du myope de verres concaves de numéros divers, en commençant par les verres les moins forts, jusqu'à ce que le sujet trouve des verres qui lui permettent la lecture à la distance précitée, sans fatigue. Les mêmes épreuves sont faites pour les objets éloignés. On fait, par exemple, fixer des affiches placées de l'autre côté de la rue, et on engage le myope à les lire, ce qu'il ne peut faire. On lui essaye des *verres concaves* de divers numéros, jusqu'à ce qu'il en trouve qui lui permettent de distinguer nettement les lettres à cette distance.

Une indication importante, et qu'on néglige le plus

souvent, est de déterminer la distance de la vision distincte de chacun des yeux, l'un d'eux étant parfois affecté d'une myopie à un degré plus prononcé que l'autre. Il importe donc de répéter les épreuves précédentes sur chaque œil séparément. Si l'on trouve que la distance de la vision distincte n'est pas la même pour les deux yeux, on donne des verres d'un numéro approprié à chaque œil.

Nous avons déjà signalé à diverses reprises, et nous y insistons une dernière fois, que les verres concaves ne conviennent pas à la *myopie fausse*, celle qui consiste en une véritable *amblyopie congénitale*. On doit, dans les cas de ce genre, conseiller pour la vision d'objets un peu éloignés l'usage d'une petite lorgnette de théâtre.

CHAPITRE V

DE L'EMPLOI DES LUNETTES DANS L'HYPEROPSIE

L'hyperopsie (ὑπερ au delà, ὤψις vision) est un état de l'œil qui ne permet de voir distinctement que les objets placés à une distance un peu éloignée.

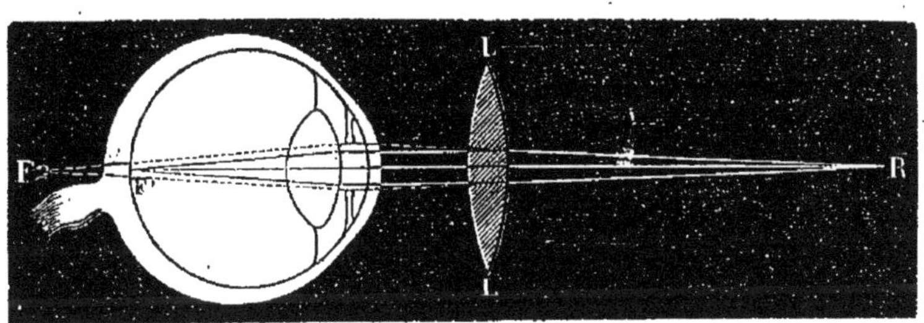

Fig. 9.

Dans un œil myope, l'image d'un objet placé à la

distance de 30 centimètres se forme au *devant* de la rétine. Dans un œil hyperope, l'image de l'objet placé à la même distance se forme en *arrière* de la rétine. C'est ce que démontre la figure 9, page 41. Soit R un des points de l'objet; on voit que les trois rayons partis de ce point se réunissent en F, en arrière de la rétine, et qu'il existe sur celle-ci un cercle de diffusion. On voit aussi, sur cette figure, qu'en interposant à l'œil et à l'objet une lentille biconvexe LL, les rayons partis du point R sont rendus plus convergents et qu'ils se réunissent en F′, c'est-à-dire sur la rétine, ce qui rend à la vision la netteté.

Les conditions dioptriques d'un œil atteint *d'hyperopsie* sont donc diamétralement opposées à celles d'un œil *myope*. Si, dans un œil hyperope, les rayons lumineux partis de chacun des points placé à la distance de 30 centimètres; si, disons-nous, ces rayons se réunissent en arrière de la rétine, cela tient à l'une des deux conditions suivantes : ou bien l'indice de réfraction des milieux transparents a diminué; ou bien l'axe antéro-postérieur de l'œil est devenu plus court; ou bien encore, les deux causes s'ajoutent pour produire le même effet.

Cette diminution dans l'indice de réfraction des milieux transparents, ce raccourcissement de l'axe antéro-postérieur de l'œil sont la conséquence naturelle des progrès de l'âge. C'est à partir de l'âge de quarante à quarante-cinq ans que l'œil commence à éprouver des modifications de nutrition qui ont pour effet d'en changer les conditions dioptriques. Il faut y ajouter l'affaiblissement graduel dans la tonicité des muscles de l'œil. Ce dernier point exige quelques explications :

Nous avons fait remarquer précédemment, page 26, que la sangle contractile qui entoure l'œil (muscles droits et obliques) exerce sur l'enveloppe de l'organe une compression qui le maintient à un degré donné d'allongement.

La *tonicité* seule des muscles agit ici, comme la tonicité des muscles sphincters de l'anus et de la vessie maintient fermée l'ouverture des réservoirs correspondants. Sous l'influence des progrès de l'âge, la tonicité des muscles de l'œil s'affaiblit, et ces muscles cessent d'exercer sur l'œil une compression aussi forte. L'œil tend, en raison de la pression excentrique que les humeurs intraoculaires exercent sur l'enveloppe fibreuse de l'organe, à reprendre une forme sphéroïdale, c'est-à-dire que l'axe antéro-postérieur de l'organe se raccourcit.

L'hyperopsie n'est pas une conséquence fatale des progrès de l'âge. Elle est en raison de l'état d'affaiblissement de l'organisme. Un sujet d'une bonne santé, d'une forte constitution, qui ne s'est pas livré dans la jeunesse à des excès soit de travail, soit de plaisirs, peut conserver jusqu'à un âge avancé une vision ordinaire. Celui qui est affaibli par des privations, par un travail exagéré ou qui a trop largement usé de la vie, sera obligé à quarante ans, et peut-être avant cet âge, de prendre des lunettes pour voir de près.

Moyens propres à reconnaître l'hyperopsie.

Les sujets atteints d'hyperopsie ne peuvent distinguer nettement les petits objets, des caractères d'imprimerie ordinaires, par exemple, lorsqu'ils les placent à la distance de la vision distincte ordinaire (30 centimètres). Ils sont obligés, pour les voir nettement, d'éloigner le livre. S'ils persistent à lire à la distance ordinaire, ils voient les objets avec des contours moins nets, parce qu'il se forme sur la rétine des cercles de diffusion. La vue se fatigue promptement; il se développe parfois des douleurs névralgiques péri-orbitaires. Les *objets éloignés* sont, au contraire, vus distinctement; les sujets lisent facilement une inscription éloignée; ils précisent l'heure à une horloge située à une assez grande distance. Si on arme l'œil de l'hyperope de verres convergents, il lit des caractères d'imprimerie fins et distingue nettement les petits objets à la distance de 30 centimètres.

Il ne faut pas confondre l'*hyperopsie* avec la *presbyopie* (Voy. page 48). Nous indiquerons plus loin les caractères distinctifs de ces deux états de l'œil. La presbyopie est un état complexe : elle consiste à la fois en un affaiblissement de l'acuité de la vision et en un trouble de la réfraction semblable à l'hyperopsie.

Au premier abord, on peut confondre l'hyperopsie avec une *amblyopie* commençante, parce que, dans les deux cas, le sujet ne distingue pas, à la distance de 30 centimètres, des objets fins, des caractères d'imprimerie ordinaires. Mais dans l'amblyopie, le malade ne distingue pas les gros objets éloignés; dans l'hyperopsie, il les voit nettement à cette distance. Dans l'hyperopsie, les verres convexes permettent, sans fatigue, la lecture d'une page imprimée en caractères ordinaires; dans l'amblyopie, ces mêmes verres sont insuffisants ou donnent lieu à des douleurs péri-orbitaires.

Marche de l'hyperopsie.

L'hyperopsie tend naturellement à augmenter, parce que les modifications survenues dans l'état de l'œil, et qui ont amené ce trouble de la vision, s'accroissent elles-mêmes à mesure que le sujet avance en âge. Bientôt se joint à l'hyperopsie un affaiblissement dans la sensibilité propre à la rétine, ce qui conduit à la *presbyopie.*

Les exceptions à cette règle sont rares et méritent d'être mentionnées. On rencontre quelquefois des vieillards qui, après s'être servis de verres convexes très-forts, recouvrent à l'âge de quatre-vingts à quatre-vingt-dix ans la faculté de lire sans lunettes. Nous expliquons le fait par un changement survenu dans la nutrition du cristallin ; celui-ci devenant plus dense, son indice de réfraction augmente, d'où une convergence plus grande et une réunion plus rapide des rayons lumineux qui arrivent au fond de l'œil.

L'hyperopsie n'est pas grave, à la condition d'être reconnue, et d'y remédier de bonne heure par l'emploi de verres convergents appropriés aux troubles de la réfraction. Faute de prendre ces précautions, la vision se fatigue, le sujet fait des efforts incessants d'accommodation pour réunir les rayons sur la rétine, et tout travail des yeux devient bientôt impossible.

Traitement.

Puisque, dans un œil hyperope, les rayons lumineux se réunissent en arrière de la rétine, et que la vision n'est confuse que parce qu'il se forme des cercles de diffusion, et non des points focaux, dans l'épaisseur de la rétine, on rend la vision nette en faisant porter des verres *convergents* d'une force appropriée au degré de l'hyperopsie. C'est ce que démontre la fig. 9, p. 41. On constate sur cette figure que, tandis que les trois rayons lumineux partis du point R se réunissent en arrière de la rétine, en F, si on interpose le verre bi-convexe LL, ces mêmes rayons se réunissent en F', c'est-à-dire dans l'épaisseur même de la rétine.

Choix des verres.

Pour déterminer le numéro du verre *convexe* qui convient à un sujet affecté d'hyperopsie, on fait tenir un livre, *imprimé en caractères ordinaires*, à la distance de 30 centimètres, et on essaye la série des verres convexes, en commençant par le foyer le plus long, jusqu'à ce qu'on en trouve qui fassent distinguer nettement ces caractères d'imprimerie sans les grossir.

On recommande à l'*hyperope* de ne s'en servir que pour voir les objets rapprochés. On lui recommande aussi, toutes les fois que ses yeux sont armés de lunettes, de tenir le livre à la distance de 30 centimètres. Tel est l'empire de l'habitude, que beaucoup d'hyperopes continuent, tout en ayant leur pince-nez, à éloigner la page imprimée qu'ils lisent. On peut se convaincre de cette assertion en examinant une collection d'hommes adonnés à la lecture. Les wagons des chemins de fer sont favorables à ce genre d'observation.

On peut aussi déterminer par le calcul le numéro du verre convexe qui convient à l'hyperope, en ayant recours à la formule :

$$f = \frac{pd}{d-p}$$

f est le numéro du verre à prendre ; p est la distance de la vue distincte pour les vues ordinaires, c'est-à-dire 11 pouces ; d est la distance de la vue distincte pour la personne affectée d'*hyperopsie*.

Supposons, pour rendre ce mode d'appréciation plus facile, que, chez l'hyperope, la vue n'est distincte qu'à 18 pouces; en convertissant la formule précédente, on a :

$$f = \frac{11 \times 18}{18-11} = \frac{198}{7} = 28 \text{ et une fraction.}$$

Ce qui veut dire que l'hyperope en question doit se servir de verres convexes de 28 pouces de foyer.

Pour ne pas commettre d'erreur dans des calculs de ce genre, il faut préciser mathématiquement la distance de la vision distincte du sujet au moyen d'un *optomètre*. En effet, *d* figure au numérateur et au dénominateur ; la moindre différence dans la valeur de la quantité *d* amène une différence considérable dans le produit.

Supposez, par exemple, que vous ayez trouvé à *d* la valeur 15 au lieu de 18, cela vous amène, en appliquant la formule, à conseiller à l'hyperope des verres convexes de 41 pouces de foyer.

Quel que soit le procédé mis en usage, il est important, pour être fixé sur le numéro du verre à prendre, de faire porter le même verre pendant quelques jours. Règle générale : les verres à lunettes ne sont vraiment bons, qu'autant qu'ils ne causent pas la moindre fatigue après une lecture suivie. Il convient aussi de se rappeler que les essais de verres doivent être faits à la lumière artificielle plutôt qu'à la lumière du jour, parce que les hyperopes voient mieux au jour qu'à la lueur d'une lampe, et que si l'on a trouvé des verres avec lesquels ils voient distinctement à la lumière artificielle, ces mêmes verres leur permettront de voir mieux encore à la lumière du jour ; tandis que, si on leur a essayé des verres au jour, ces mêmes verres seront insuffisants pour le travail du soir.

Il arrive quelquefois que les yeux ne sont pas affectés d'*hyperopsie* au même degré. Dans ce cas, on choisit des verres convexes d'un numéro différent, approprié au degré de réfringence de chacun des yeux.

CHAPITRE VI

DE L'EMPLOI DES LUNETTES DANS LA PRESBYTIE OU LA PRESBYOPIE.

Presbyopie vient de πρεσϐυς vieux, ωψ, œil. Cette expression s'applique à l'état de la vue des vieillards, ou tout au moins d'un certain nombre de vieillards. Certains sujets conservent en effet, à une période avancée de la vie, une énergie visuelle aussi marquée que dans la jeunesse; par contre, il est des adultes dont la vision subit une détérioration qui les met de niveau avec des gens beaucoup plus âgés.

Caractères de la Presbyopie.

Les sujets atteints de presbyopie ne distinguent pas nettement les objets de petites dimensions, des caractères d'imprimerie de grandeur ordinaire, par exemple. Ils ne lisent une page imprimée en caractères de ce genre qu'avec le secours de *verres convexes* d'un numéro plus ou moins fort. Les femmes sont dans l'impossibilité d'enfiler une aiguille. Les objets de dimensions plus fortes ne sont pas aperçus nettement, pour peu qu'ils soient un peu éloignés. Même avec l'adjonction de verres convexes, la vision, rendue nette, se fatigue promptement. Il faut aux *presbytes* beaucoup de lumière ; à un demi-jour, la vision, aidée même par des verres convexes, est insuffisante. Aussi se privent-ils généralement de lire, à la tombée du jour, et parfois même le soir, à la lumière artificielle.

Nature de la Presbyopie.

Il ne faut pas confondre la *presbyopie* avec l'*hyperopsie*, c'est-à-dire avec ce trouble de la réfraction qui ne permet de bien voir que les objets placés à une certaine distance de l'œil. Dans l'hyperopsie proprement dite, la vision conserve son acuité normale; ainsi le sujet distingue de *grands* caractères d'imprimerie à une aussi grande distance au moins qu'un œil normal; il distingue nettement de *très-grands* caractères d'imprimerie à une distance *plus éloignée* qu'un œil normal; Dans la *presbyopie*, le sujet ne distingue pas de *gros caractères d'imprimerie* à une distance un peu éloignée.

L'*hyperope* peut exercer longtemps ses yeux sans fatigue, à la condition de corriger le trouble de la réfraction avec des lunettes appropriées. Celui qui est atteint de *presbyopie* ne trouve pas de lunettes qui lui permettent d'appliquer la vue pendant longtemps sur des objets de petites dimensions.

L'*hyperope* n'a besoin que d'une lumière modérée pour bien voir, il faut plus de lumière à celui qui est affecté de *presbyopie*.

L'œil du *presbyte* a de commun avec celui de l'*hyperope* que l'organe est dans des conditions dioptriques telles, que les rayons lumineux partis des objets à la distance de 30 centimètres se réunissent en arrière de la rétine. Il en diffère en ce que, chez le premier, la membrane sentante, la rétine, a perdu de sa sensibilité propre. Cette dernière altération est celle qui prédomine : aussi avons-nous cru devoir proposer la dénomination d'*amblyopie sénile*, pour caractériser la véritable nature de la *presbyopie*.

Quelques physiciens de notre époque considèrent la presbyopie comme un *trouble de l'accommodation*. Ils partent de ce principe, que nous avons déjà réfuté page 19, que l'image d'un objet placé à la distance de 30 centimètres de l'œil ne tombe sur la rétine que par suite d'un effort de l'appareil de l'accommodation, c'est-à-dire par suite d'un changement de courbure du cristallin. Ce changement de courbure serait dû à la pression exercée sur la lentille par un muscle particulier contenu dans le ligament ciliaire. Or, par les progrès de l'âge, le *muscle ciliaire* perd de son énergie et devient impuissant pour agir sur la forme de la lentille. Les verres convexes se substituent à l'appareil accommodatif pour faire converger les rayons lumineux sur la rétine.

Traitement.

Il y a deux indications à remplir : augmenter la réfringence des rayons lumineux qui pénètrent dans l'œil, ce que l'on obtient par des verres convexes d'une force appropriée ; fortifier la sensibilité de la rétine par une médication locale stimulante.

On conseille aux presbytes d'user avec modération de tout exercice des yeux, de s'abstenir de tout travail des yeux à la lumière des lampes ; de pratiquer, matin et soir, sur la région orbitaire une onction avec un liniment stimulant :

R : Baume de Fioravanti. } 15 grammes.
Alcool de romarin.. } ââ
M. S. A.

Ou bien encore :

R : Alcool de mélisse. . . 30 grammes.
Ammoniaque liquide. . 2 —
M. S. A.

Après avoir frictionné la région, le patient verse quelques gouttes du mélange dans le creux de la main et expose l'œil à la vapeur qui s'en dégage.

Tout ce qui fortifie le corps augmente l'énergie visuelle ; tout ce qui affaiblit l'organisme diminue l'énergie visuelle. Le presbyte trouve donc dans l'observation des règles de l'hygiène un adjuvant utile.

Choix des verres.

Les verres qui conviennent au presbyte sont convergents, c'est-à-dire *convexes*. Ils ont un court diamètre; ainsi quelques sujets arrivent graduellement jusqu'au nº 7. L'essentiel est que le verre employé soit en rapport avec l'indice de réfraction de l'œil, c'est-à-dire qu'il ne cause pas de sensation de fatigue, qu'il ne détermine pas de douleurs périorbitaires.

CHAPITRE VII

DE L'EMPLOI DES LUNETTES DANS L'ASTIGMATISME.

Ce qu'est l'astigmatisme.

Les surfaces de la cornée et du cristallin représentent des segments de sphère. Si on coupe l'œil par des plans qui passent en divers sens par l'axe optique, le plan qui passe *verticalement* par cet axe coupe la cornée et les surfaces du cristallin suivant une ligne que l'on peut appeler : *méridien vertical* de la cornée et du cristallin. Le plan qui passe *horizontalement* par le même axe optique coupe la cornée et les surfaces du cristallin, suivant une ligne que l'on peut appeler *méridien horizontal* de la cornée et du cristallin.

En décrivant précédemment (Voyez pages 12 et suivantes) la marche des rayons lumineux à travers les milieux réfringents de l'œil, nous avons, pour la simplicité de la démonstration, considéré seulement les rayons qui tombent sur le *méridien vertical* de la cornée et du cristallin. Mais les rayons lumineux partis du point P et du point Q (fig. 10) ne tombent pas seulement sur cette ligne idéale correspondant au *méridien vertical* de la cornée et du cristallin ; ils tombent sur *toute la surface* de la cornée et du cristallin. Considérons ceux qui tombent sur le *méridien horizontal* de la cornée, et pour cela retournons simplement la figure 10, de façon que la flèche PQ, au lieu d'être à gauche du lecteur, soit tournée en haut, ce qui la met dans une position horizontale, au lieu d'une position verticale.

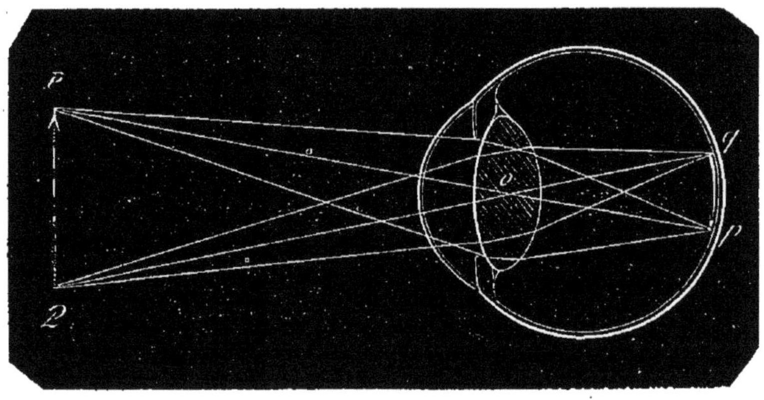

Figure 10.

Dans cette nouvelle situation, les rayons lumineux partis des points P et Q tombent sur le *méridien horizontal* de la cornée et du cristallin. Or, pour que ces rayons se réunissent sur la rétine même, en *p* et en *q*, avec ceux qui ont passé par le *méridien vertical* de la cornée et du cristallin, il faut, de toute nécessité, que le degré de courbure des deux *méridiens* soit le même.

Si l'un de ces méridiens offre une courbure *plus prononcée* que l'autre, les rayons lumineux qui passent par le premier méridien se réunissent *plus tôt* que ceux qui passent par le second, et il y a des cercles de diffusion sur la rétine, c'est-à-dire que la vue est confuse.

L'expression d'*astigmatisme* (de α privatif, στίγμα point), proposée par Whewell, est très-juste, puisqu'elle signifie que les rayons lumineux provenant d'un même point d'un objet, et tombant sur toute la surface de la pupille, ne convergent pas en un *point unique*, à l'intérieur de l'œil.

L'ASTIGMATISME EST DONC UN TROUBLE DE LA VUE OCCASIONNÉ PAR UNE DIFFÉRENCE DE RÉFRACTION DES RAYONS LUMINEUX QUI TRAVERSENT LES DIVERS MÉRIDIENS DE L'ŒIL.

Effets dioptriques produits par l'astigmatisme.

Pour bien se rendre compte des effets produits par l'astigmatisme, il convient d'analyser les phénomènes de réfraction auxquels donne lieu une différence prononcée de courbure entre les deux *méridiens vertical* et *horizontal* de la cornée. La même démonstration s'applique aux différences de courbure des méridiens du cristallin.

Prenons l'objet PQ (fig. 10) qui, placé à une distance déterminée d'un œil normal, vient former sur la rétine une image nette *qp*, parce que tous les rayons lumineux partis des points P et Q et qui sont tombés sur les *méridiens vertical* et *horizontal* de la cornée se sont réunis en un seul et même point de la rétine. Supposons que le *méridien vertical* de la cornée ait une courbure plus prononcée que le *méridien horizontal :* les rayons lumineux partis du point P et passant par le *méridien horizontal* viendront se réunir sur la rétine en *p;* mais ceux qui, partant du même point P, ont passé par le *méridien vertical* se réunissent au devant de la rétine et forment par conséquent sur celle-ci un cercle de diffusion. En appliquant le même raisonnement aux rayons lumineux partis du point Q, on reconnaît que ce dernier sera représenté sur la rétine en *q* par un cercle de diffusion.

L'objet PQ(fig. 10) dont les dimensions en longueur l'emportent sur les autres dimensions, et qui est placé verticalement, aura donc sur la rétine son *image plus agrandie dans le sens vertical* et terminée aux extrémités par une partie moins nette.

Une expérience facile à exécuter permet de vérifier le fait. Placez devant l'œil un verre *cylindrique* dont l'axe est perpendiculaire au diamètre vertical de la cornée. De cette façon, vous augmentez artificiellement la courbure du *méridien vertical* de la cornée, sans modifier la courbure du *méridien horizontal.* Regardez à travers le verre ainsi placé devant l'œil, une barre noire verticale tracée sur le papier. La barre vous apparaît allongée, avec des parties moins sombres aux extrémités.

Supposons maintenant le *méridien horizontal* de la cornée d'une courbure plus prononcée que le *méridien vertical* et un objet PQ (fig. 10, retournée comme cela a été dit précédemment) placé transversalement devant l'œil. Les rayons partis de chacun des points P et Q de l'objet et qui arrivent aux extrémités du *méridien horizontal* de la cornée se réunissant plus tôt que les rayons partis des mêmes points P et Q et tombant sur le *méridien vertical* de la cornée, chacun des points P et Q est représenté sur la rétine par un cercle de diffusion. L'objet PQ aura donc sur la rétine son *image plus agrandie dans le sens transversal* et terminée aux extrémités par une partie moins nette.

L'expérience, déjà citée tout à l'heure, permet de vérifier le fait. Placez devant l'œil un verre *cylindrique* dont l'axe est perpendiculaire au diamètre horizontal de la cornée. Vous augmentez ainsi la courbure du *méridien horizontal* de la cornée, sans modifier la courbure du *méridien vertical*. Regardez à travers le verre, ainsi placé devant l'œil, une barre noire transversale tracée sur le papier. La barre vous apparaît allongée dans le sens transversal, avec des parties moins sombres aux extrémités.

Troubles visuels produits par l'astigmatisme.

Les objets usuels, les caractères d'imprimerie, peuvent être considérés comme étant formés de lignes verticales et de lignes horizontales. Or, nous venons de démontrer qu'en cas de différence de courbure des deux *méridiens vertical et horizontal* de la cornée, les lignes verticales sont allongées et terminées par des cercles de diffusion ; les lignes horizontales allongées dans le sens transversal et terminées aussi par des cercles de diffusion. Tous ces cercles de diffusion empiètent sur les parties plus nettes de l'image et celle-ci devient confuse. C'est ce qu'il est facile de reconnaître en regardant à travers un verre *cylindrique*, tourné en divers sens, des barres noires verticales ou des barres

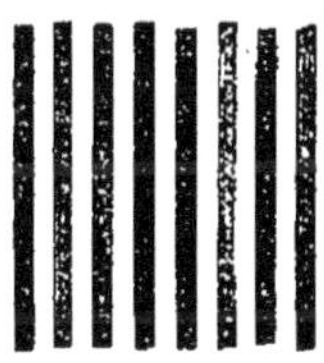

noires horizontales placées les unes à côté ou au dessous des autres. Des caractères d'imprimerie, surtout des caractères *gras*, deviennent illisibles.

Si un objet a des dimensions verticales beaucoup plus considérables que les dimensions en largeur, et que le *méridien transversal* de la cornée ait une courbure plus prononcée que le *méridien vertical* de la cornée ; si d'ailleurs l'objet est placé à une certaine distance, chacun des points de l'objet forme sur la rétine un cercle de diffusion très-large et l'image perd tellement de sa netteté qu'elle n'est plus perçue ; tandis que si ce même objet, conservant ses dimensions primitives, est placé dans le sens *horizontal*, il sera vu nettement, parce que les petits cercles de diffusion ne se forment qu'aux extrémités de l'image rétinienne. Réciproquement, si le *méridien vertical* de la cornée est plus courbe que le *méridien horizontal*, et que le même objet soit placé *verticalement*, l'objet sera vu nettement, tandis qu'en lui donnant une direction *horizontale*, chacun des points de l'objet formant sur la rétine un large cercle de diffusion, l'objet lui-même cesse d'être vu.

On s'explique ainsi comment certains astigmatiques ne peuvent reconnaître l'heure à une horloge, lorsque les aiguilles sont *verticales*, tandis qu'ils le font facilement lorsque ces mêmes aiguilles sont *horizontales*.

Formes d'astigmatisme.

Lorsqu'un objet, placé à 30 centimètres de distance d'un œil normal, forme son image sur la rétine, les deux méridiens de la cornée ont non-seulement la même courbure, mais une courbure telle que les rayons lumineux subissent le degré de déviation nécessaire pour les faire réunir sur la rétine.

Or il peut se faire que l'un des méridiens de la cornée ait une courbure plus forte que l'autre méridien qui conserve la courbure normale. Les rayons lumineux qui traversent le premier méridien, se réunissant plus tôt que ceux qui traversent le second, l'œil est *myope* dans le premier sens ; *emmétrope* dans le second. Dans ce cas, l'astigmatisme est dit *myopique simple*. Supposez aux deux méridiens vertical et horizontal de la cornée une courbure plus forte que dans l'état normal, mais inégale pour les deux, l'œil est *myope* dans les deux sens, mais à un degré inégal. C'est l'astigmatisme *myopique composé*.

Si l'un des méridiens de la cornée a une courbure moins forte qu'à l'état normal ; ou si les deux méridiens, se trouvant dans cette condition commune, ont cependant une courbure inégale, l'œil est atteint d'astigmatisme *hyperopsique*, simple dans le premier cas, *composé* dans le second.

Par le fait d'une autre malformation, l'un des méridiens de la cornée est dans les conditions d'un œil myope, l'autre dans les conditions d'un œil hyperope. C'est l'astigmatisme *mixte*.

Astigmatisme	Myopique	simple.
		composé.
	Hyperopsique	simple.
		composé.
	Mixte.	

La détermination de ces diverses formes d'astigmatisme est, comme nous le verrons plus loin, de la plus haute importance pour le choix de lunettes propres à corriger cette aberration visuelle.

Moyens propres à reconnaître l'astigmatisme.

On trace sur une feuille de papier blanc des lignes

verticales et des lignes horizontales, en nombre égal et également espacées (Voy. page 55). On invite le sujet que l'on soupçonne astigmatique à regarder ces lignes en se plaçant à une certaine distance d'elles. Il voit nettement les unes et confusément les autres, parce les premières restent séparées les unes des autres par des espaces blancs, tandis que les autres forment sur la rétine des cercles de diffusion qui empiètent les uns sur les autres. Nous avons déjà expliqué le fait à la page 55.

Par cette simple épreuve, on peut déjà reconnaître quel est le méridien de la cornée qui présente de l'irrégularité. Si ce sont les barres horizontales qui paraissent confondues, l'irrégularité appartient au méridien vertical ; si ce sont les barres verticales, l'irrégularité se trouve du côté du méridien transversal.

L'expérience suivante permet, sous ce rapport, d'arriver à une détermination plus précise. Elle consiste à employer un moyen artificiel qui ne permet le passage à travers la cornée que des rayons tombant sur le méridien vertical ou sur le méridien horizontal de la cornée. Pour cela, il suffit de faire regarder à travers une plaque percée d'une fente allongée, large de 1 millimètre. Si la fente est horizontalement placée devant l'œil, celui-ci n'admet que les rayons lumineux passant à travers le méridien horizontal de la cornée ; si la fente est placée verticalement devant l'œil, ce sont les rayons tombant sur le méridien vertical seul qui sont admis. Si l'un des méridiens de la cornée est dans les conditions normales, en plaçant la fente de la plaque parallèlement à ce méridien, le sujet voit nettement les barres verticales et horizontales, à la distance de la vision distincte ordinaire ; tandis qu'en tournant la plaque en sens opposé, de façon que la fente de la plaque soit perpendiculaire à ce méridien, la vision est confuse.

La même expérience sert à déterminer *la forme* d'astigmatisme. Le sujet est placé à la distance de 30 centimètres des barres verticales et horizontales. La fente de la plaque est parallèle au méridien horizontal de la cornée. La vision est confuse. On rapproche ou on éloigne les barres noires jusqu'à ce qu'elles soient vues nettement. S'il faut rapprocher les barres, l'astigmatisme est *myopique;* s'il faut les éloigner, l'astigmatisme est *hyperopsique*. Rien de plus facile que de chercher en même temps le numéro du verre *concave* ou *convexe* nécessaire pour corriger la *myopie* ou l'*hyperopsie* du méridien correspondant de la cornée, c'est-à-dire le degré de la myopie ou de l'hyperopsie de ce méridien.

Choix des verres.

Pour rendre à la vision de l'astigmatique la netteté nécessaire, il faut corriger la réfraction inégale des deux méridiens principaux de la cornée. On arrive à ce résultat par deux artifices, c'est-à-dire par deux sortes de verres : des verres *cylindriques*, ou des verres *sphériques* noircis dans toute leur étendue, excepté dans une portion représentant une fente allongée.

1° Verres cylindriques.

Le verre *cylindrique* est un segment de cylindre d'un diamètre déterminé. Il diffère du verre *sphérique* en ce que les rayons lumineux ne subissent qu'une déviation suivant les lignes *perpendiculaires* à l'axe du cylindre, tandis qu'elles n'en subissent aucune suivant les lignes *parallèles* à l'axe de ce même cylindre. Pour rendre la vision nette chez l'astigmatique, il faut donc placer devant l'œil un verre cylindrique d'une courbure convenable, en mettant l'axe du cylindre perpendiculairement à celui des méridiens dont il faut corriger la réfraction vicieuse. Par cet artifice, on modifie en effet la courbure du méridien, c'est-à-dire qu'on en augmente ou qu'on en diminue la courbure, suivant qu'on emploie une lentille cylindrique *positive* ou *négative.*

Lorsque les deux méridiens de la cornée ont non-seulement une courbure inégale, mais encore une courbure différente de la courbure normale, c'est-à-dire que l'œil est non-seulement *astigmatique*, mais encore *myope* ou *hyperope*, il est nécessaire de combiner la lentille cylindrique avec un verre sphérique concave ou convexe approprié. La lentille cylindrique remédie à l'astigmatisme, le verre sphérique à la myopie ou à l'hyperopsie. On se sert, dans ce cas, de verres *sphéro-cylindriques*, dont l'une des surfaces présente une courbure sphérique et l'autre une courbure cylindrique.

L'astigmatisme peut être *mixte*, c'est-à-dire que l'un des méridiens de la cornée a une courbure d'un petit rayon, l'autre méridien une courbure d'un long rayon. En d'autres termes, l'un des méridiens, le vertical, par exemple, est dans les conditions d'un œil myope; l'autre, l'horizontal, dans les conditions d'un œil hyperope. Pour remédier à la réfraction vicieuse du méridien vertical, il faut placer devant l'œil un verre cylindrique *négatif* dont l'axe est perpendiculaire à ce méridien. Pour corriger la réfraction vicieuse du méridien horizontal, il faut placer devant l'œil un verre cylindrique positif dont l'axe est perpendiculaire à ce méridien. Il convient donc, dans ces cas, d'employer un verre *bicylindrique.*

2° Verres sphériques noircis avec fente allongée transparente.

Il y a trois ans se présenta à ma clinique une femme

âgée de trente ans ; elle se plaignait de n'avoir jamais vu distinctement. Elle avait consulté presque tous les oculistes de Paris, qui l'avaient traitée d'une foule de manières sans améliorer la vision. Elle n'avait pas été plus heureuse en s'adressant à des opticiens pour avoir des lunettes. En soumettant les yeux de cette femme à l'épreuve des barres verticales et horizontales (page 55) je reconnus immédiatement l'existence d'un astigmatisme hyperopsique. Je l'envoyai à Arthur Chevalier, en priant ce dernier de lui trouver des verres cylindriques appropriés. Le surlendemain elle revint à la clinique, avec un verre convexe n° 14 ou 15, noirci dans toute son étendue, excepté vers le centre où l'on avait laissé au verre une portion transparente représentant une fente horizontale allongée. Avec ces lunettes, la patiente distinguait très-nettement les objets ; elle lisait des caractères d'imprimerie ordinaires et pouvait enfiler une aiguille. Je n'ai jamais rencontré de malade qui m'exprimât une aussi vive satisfaction.

Les verres sphériques noircis avec fente allongée transparente n'ont qu'un inconvénient : c'est que la somme de lumière qui arrive dans l'œil est diminuée de tous les rayons qui tombent sur la portion de la cornée cachée par la partie noircie du verre.

CHAPITRE VIII

DE L'EMPLOI DES LUNETTES DANS LA MYDRIASE.

La mydriase est la dilatation exagérée et permanente de la pupille.

Le degré de dilatation de la pupille n'est pas le

même chez tous les individus. Il en est qui, avec une vue excellente, ont une pupille relativement petite; d'autres, tout en ayant une vision aussi bonne, ont une pupille tellement large que l'iris est réduit à un limbe étroit. Le degré de dilatation de la pupille, pour un œil sain, n'a donc rien d'absolu, et c'est par d'autres caractères qu'il convient de rechercher si cette dilatation est un état normal ou un état pathologique.

Moyens propres à reconnaître la mydriase.

Nous venons de dire que la dilatation seule de la pupille ne suffit pas pour qu'on affirme l'existence de la mydriase. Cependant, lorsque chez un individu l'une des pupilles a conservé ses dimensions ordinaires, que l'autre s'est dilatée et conserve cette dilatation d'une manière permanente, il y a déjà de fortes présomptions en faveur de l'existence de la maladie.

Le premier phénomène accusé par le sujet est un trouble de la vision du côté correspondant à la mydriase. Si on lui présente une page imprimée en caractères ordinaires, en plaçant le livre à la distance de 30 centimètres de l'œil, il ne voit les mots que confusément. Lui présente-t-on de petits caractères d'imprimerie, il lui est impossible de les lire. On s'aperçoit aussi que, même pour la lecture de caractères d'imprimerie ordinaires, le malade a *de la tendance à placer le livre à une distance plus granae que la distance de la vision distincte.* Jusque-là cependant, on peut soupçonner, après cette première épreuve, une diminution dans l'acuité de la vision et croire à l'existence d'une vérirable amblyopie. L'épreuve suivante redresse ce premier jugement : en présentant au sujet des caractères plus gros, le n° 12 de Snellen, par

Vie de leurres, de

exemple, il les lit à une plus grande distance de l'œil affecté que de l'œil sain. Si les deux yeux sont mydriatiques, on constate pareillement que la lecture se fait à une plus grande distance que la moyenne normale; ainsi le n° 12 pourra être lu distinctement à plus de 12 pieds. Donc *l'acuité de la vision n'est pas diminuée, le sujet est simplement devenu hyperope.*

Il reste à rechercher si cette hyperopsie est réellement le résultat d'une exagération du diamètre de la pupille. Pour cela, donnez à lire des caractères d'imprimerie ordinaires à travers une plaque de cuivre percée d'un trou plus petit que la pupille malade, et placée devant cet œil, à la condition de bien éclairer la page imprimée. Ces mêmes caractères, qui n'étaient vus que confusément à l'œil nu, seront distingués avec grande netteté. Introduisez une goutte de solution d'éserine (alcaloïde de la fève de Calabar) derrière les paupières : la pupille se resserre promptement; dès qu'elle est arrivée à des dimensions plus exiguës, le malade lit les caractères les plus fins de l'échelle. On complète l'examen en recherchant, au moyen de l'ophthalmoscope, s'il n'existe aucune altération ni de la rétine, ni de la papille optique.

Explication de l'hyperopsie dans la mydriase.

Rappelons d'abord ce qu'en optique on désigne sous le nom d'ABERRATION DE SPHÉRICITÉ :

Tous les rayons lumineux qui traversent une lentille, dont toutes les parties ont le même indice de réfraction, ne viennent point se réunir en un même foyer.

Ceux qui traversent la lentille dans le *voisinage de l'axe* forment leur foyer *plus loin* de l'autre côté de la lentille que les rayons qui passent par la *périphérie* de la même lentille. Il résulte de là que tous les rayons lumineux, émanés de chacun des points d'un objet placé à une certaine distance de la lentille, ne se réunissent pas, de l'autre côté de la lentille, en un seul et même point, mais forment un cercle de diffusion, ce qui nuit à la netteté de l'image.

Dans les instruments d'optique, on remédie à l'aberration de sphéricité en plaçant au devant de la lentille, ou des lentilles, un diaphragme opaque percé d'un trou. Par cet artifice, on supprime les rayons *marginaux* et on ne laisse pénétrer à travers la lentille que les rayons centraux ou voisins du centre.

En partant des principes précédents, il est naturel de rechercher :

1° Si le cristallin, qui est une lentille, n'est pas le siége de phénomènes d'aberration de sphéricité;

2° Si l'iris joue dans l'œil le rôle du diaphragme des instruments d'optique, pour corriger les effets de cette aberration de sphéricité.

Le cristallin est une lentille dont l'indice de réfraction n'est pas le même pour toutes les parties. Il y a des différences assez sensibles pour qu'on doive en tenir compte. Ainsi, l'indice de réfraction du noyau est évalué à 1,41, celui de la couche moyenne à 1,38, celui de la couche extérieure à 1,35. Si l'indice de réfraction des parties excentriques de la lentille est inférieur à l'indice de réfraction des parties centrales, il est indubitable qu'en faisant pour un moment abstraction de l'inclinaison suivant laquelle les rayons lumineux arrivent sur la face antérieure du cristallin (aberration de sphéricité), les rayons qui passent par la périphérie de la lentille subissent une déviation moins grande que ceux qui passent par la partie centrale, c'est-à-dire que les premiers vont converger, de l'autre côté de la lentille, plus loin que les seconds.

Reste à savoir si ces deux conditions réunies rétablissent l'équilibre : c'est-à-dire si la déviation *plus forte* des rayons périphériques, produite par l'aberration de sphéricité, est compensée par la déviation *moins forte* due à la faiblesse relative de l'indice de réfraction. A ce compte, la présence de l'iris ne serait pas nécessaire pour assurer la netteté de la vision, puisque les rayons périphériques se réuniraient dans le même point que les rayons centraux.

Une expérience, facile à répéter, nous démontrera que l'image d'un objet placé à une faible distance de l'œil ne se forme pas dans le même endroit de l'œil, suivant que la pupille a des dimensions différentes; c'est-à-dire que les rayons partis de l'objet ne convergent pas dans le même point, suivant qu'ils traversent des portions plus ou moins éloignées du centre de la lentille.

Regardez fixement des caractères d'imprimerie de grandeur ordinaire, en plaçant la page imprimée à la distance de 30 centimètres. Vous les distinguez nettement. Rapprochez vos yeux de la page imprimée, jusqu'à ce que les caractères soient tellement confus qu'il vous est impossible de les lire. A ce moment, la vue est confuse, parce que les rayons lumineux partis des caractères imprimés convergent en arrière de la rétine. Si alors, sans changer la situation respective de vos yeux et de la page imprimée, vous regardez la page à travers un trou de dimension inférieure aux dimensions de votre pupille, comme le serait un trou percé dans une carte avec une grosse épingle, ces mêmes caractères vous apparaissent avec la plus grande netteté.

En employant l'artifice précédent, vous n'admettez plus dans le fond de votre œil que les rayons qui traversent les parties centrales du cristallin, et puisque les caractères imprimés vous apparaissent nettement, il faut bien admettre que les rayons lumineux partis de ces caractères imprimés ont convergé plus tôt, c'est-à-dire que les parties *centrales* du cristallin réunissent plus rapidement les rayons qui les traversent que les parties *périphériques* du cristallin.

On pourrait dire que l'œil est relativement *myope* par la partie centrale de la lentille et *hyperope* par la partie périphérique de cette lentille. L'iris joue donc un certain rôle dans l'accomplissement de la vision, en tant que diaphragme chargé d'arrêter les rayons lumineux qui arriveraient sur les parties les plus périphériques du cristallin.

La pupille s'agrandit lorsque l'on regarde les objets éloignés ; elle devient plus étroite lorsqu'on regarde les objets rapprochés. Ces changements de diamètre de la pupille doivent faciliter la vision aux diverses distances.

Chez les sujets affectés de mydriase, la pupille étant plus dilatée qu'elle ne l'est chez eux dans l'état normal, le cristallin laisse passer des rayons lumineux par une portion plus périphérique ; ces rayons convergent plus loin ; l'œil est donc dans les mêmes conditions que chez les *hyperopes :* aussi voient-ils mieux de loin que de près. Toutefois, la vision n'est pas aussi nette à cette distance un peu éloignée qu'elle l'était chez eux, à la distance de 30 centimètres, avant la production de la mydriase, parce que les rayons qui passent par le centre du cristallin ne se réunissent pas au même endroit de l'œil avec les rayons qui passent par la périphérie de la lentille.

On peut encore invoquer d'autres preuves à l'appui

de l'opinion que, chez les mydriatiques, la vision des objets situés à la *distance de* 30 *centimètres* n'est confuse que parce que le cristallin laisse passer à travers sa périphérie des rayons lumineux qui se *réunissent en arrière de la rétine.* Si, faisant regarder fixement par le mydriatique des caractères imprimés, à la distance de 30 centimètres, — et alors ces caractères sont vus confusément, — vous placez devant l'œil un verre convexe de 15 à 20 pouces de foyer, à l'instant la vision redevient nette. Le verre convexe a augmenté la convergence des rayons lumineux qui traversent les parties périphériques du cristallin, et a permis à ces rayons de se réunir plus tôt en arrière de ce cristallin, c'est-à-dire de former leur point de réunion sur la rétine.

Remplacez les verres convexes du mydriatique par une plaque percée d'un trou de 1 millimètre de diamètre, la lecture devient facile, non-seulement à la distance de 30 centimètres, mais encore pour les caractères les plus fins. En usant de l'artifice précédent, vous avez supprimé, dans l'œil du mydriatique, les rayons qui passaient par la périphérie du cristallin. C'étaient donc bien ces rayons qui rendaient la vision confuse, lorsque le livre était placé à 30 centimètres de distance de l'œil ; ces rayons subissent donc une déviation moins prononcée que ceux qui passent par les parties centrales du cristallin.

Causes de la mydriase.

L'iris est formé de deux ordres de fibres : de fibres circulaires qui entourent la pupille et constituent un muscle *constricteur ;* de fibres rayonnées qui s'étendent de la grande à la petite circonférence de l'iris et constituent un muscle *dilatateur* de la pupille. Ces deux muscles sont animés par des filets nerveux provenant de source différente. Le muscle constricteur est sous la dépendance du nerf moteur oculaire commun ; le muscle dilatateur est sous l'influence du grand sympathique.

Vous coupez sur un animal le nerf de la troisième paire, la pupille se dilate. Vous coupez sur un autre le cordon cervical du grand sympathique, la pupille se resserre. Si, au lieu de couper ces nerfs, vous les excitez, vous observez l'effet inverse, c'est-à-dire que la stimulation du nerf oculo-moteur commun rétrécit la pupille; que la stimulation du grand sympathique dilate cette ouverture.

Ainsi la pupille se *dilate* sous l'influence de deux conditions toutes différentes : une abolition de l'action nerveuse dans certains filets ou dans le tronc du nerf de la troisième paire, ou une exagération dans l'action nerveuse du cordon cervical du grand sympathique.

Il résulte des considérations précédentes qu'il y a deux espèces de mydriase : la *paralytique* et la *spasmodique*. La première est due à toutes les circonstances qui agissent soit sur le tronc de la troisième paire, soit sur les ramifications qui se distribuent aux fibres circulaires de l'iris : ce sont des congestions cérébrales, la présence d'une tumeur intracrânienne ou intraorbitaire, syphilitique, strumeuse ou d'autre nature. Le rhumatisme peut agir sur le névrilème des nerfs ciliaires; c'est ainsi qu'on s'explique certains mydriasis survenus après l'action d'un courant d'air sur l'œil. On a observé quelquefois cette dilatation anormale de la pupille à la suite d'une angine couenneuse.

La mydriase *spasmodique* peut être due à la présence de vers dans l'intestin. Dans ce cas, il y a une action réflexe sur l'œil. C'est à la même espèce qu'il convient de rapporter les cas de mydriase intermittente observés par plusieurs praticiens. Quelquefois alors la dilatation de la pupille coïncide avec une névralgie de quelques-unes des branches de la cinquième paire.

La mydriase peut aussi être la conséquence d'une violence extérieure exercée soit sur l'œil, soit sur l'orbite. On l'appelle alors mydriase *traumatique*. Nous avons donné ailleurs (*Traité des maladies des yeux*, t. II, p. 204), l'explication de la dilatation de la pupille dans les cas de ce genre.

Traitement.

La mydriase est une affection qui résiste parfois avec opiniâtreté à toutes les médications externes et internes qu'on lui oppose. De là, nécessité de remédier aux troubles de la vision par des lunettes appropriées à la lésion de l'œil.

Choix des verres.

Pour rendre à la vision de l'œil mydriatique la netteté, on peut recourir à deux sortes d'artifices : ou bien intercepter les rayons lumineux qui, tombant sur la périphérie du cristallin, vont se réunir trop loin, en arrière de la rétine ; ou bien augmenter la convergence des rayons lumineux qui pénètrent dans l'œil, de façon à rendre plus grande leur déviation à travers le cristallin. On obtient le premier résultat avec des *lunettes dites à mydriasis ;* le second, avec des lunettes pourvues de verres convexes.

Les *lunettes à mydriasis* (fig. 11, page 70) sont formées de verres sans numéro, noircis dans toute leur étendue, excepté au centre où on ménage une portion transparente d'environ 1 millimètre de diamètre. Au lieu de verres, on peut se servir d'une plaque métallique percée d'un trou central à dimensions précitées. Lorsque la mydriase est unilatérale, on commande une

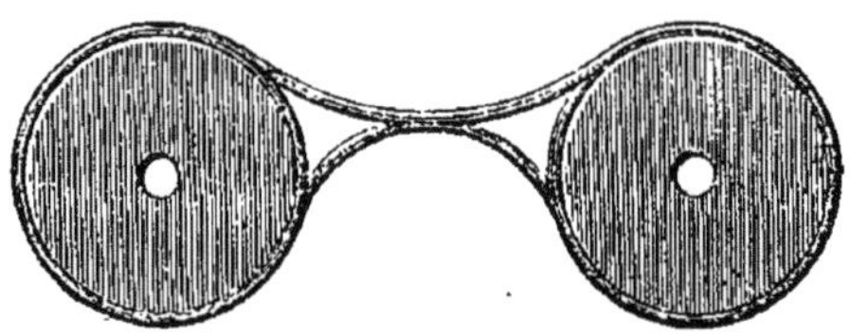

Fig. 11.

lunette pourvue d'un verre transparent dans toute son étendue, et sans numéro, du côté correspondant à l'œil sain, et d'un verre à mydriasis du côté correspondant à l'œil malade.

Les *lunettes à verres convexes* sont établies sur les données suivantes : l'œil sain est caché ; on présente à lire à l'œil malade, à la distance de 30 centimètres, des caractères d'imprimerie de grandeur ordinaire. Ces caractères sont alors vus confusément. On fait placer devant cet œil des verres convexes de divers numéros, en commençant par le numéro 30, et en descendant progressivement au 24, au 20, au 18, au 16, etc., jusqu'à ce qu'on trouve un verre qui permette au patient de distinguer nettement les caractères imprimés tenus toujours à la distance précitée.

On a ainsi les éléments nécessaires à la construction de la lunette. Celle-ci est pourvue d'un verre sans numéro pour l'œil sain et du verre convexe pour l'œil malade.

CHAPITRE IX

DES CONSERVES ET DES LUNETTES CHEZ LES OPÉRÉS DE CATARACTE.

Après l'opération de la cataracte, que le cristallin ait été extrait, abaissé ou broyé, l'œil se trouve dans des conditions dioptriques qui s'éloignent tellement de l'état normal, que l'exercice de la vision est devenu impossible sans l'adjonction de verres propres à suppléer la lentille cristalline.

L'absence du cristallin rend l'œil *hyperope* au plus haut degré. Les rayons lumineux partis des divers points d'un objet placé à la distance ordinaire de la vision distincte se réunissent en arrière de la rétine et ne forment plus sur celle-ci que de larges cercles de diffusion. Pour assurer la netteté de la vision, il faut que ces rayons, avant d'entrer dans l'œil opéré, subissent une forte réfraction. On obtient ce résultat en plaçant devant l'œil un verre convexe dont le foyer varie suivant les sujets.

En général, un verre convexe de 2 pouces de foyer convient très-bien. Plus tard, c'est-à-dire à mesure qu'on s'éloigne de l'époque de l'opération, et que l'œil subit des modifications qui portent probablement sur la longueur du diamètre antéro-postérieur de l'organe, on peut substituer aux verres précédents des verres de 2 pouces et demi et même de 3 pouces de foyer.

Nous supposons un œil *emmétrope*. Lorsqu'on opère un œil atteint de *myopie*, les conditions sont différentes. Il peut se faire alors qu'après l'extraction du cristallin, l'œil soit devenu *emmétrope* et que le sujet n'ait pas besoin d'un verre convexe pour voir les objets à la distance ordinaire. Dans tous les cas, la lentille nécessaire à l'opéré sera d'un plus long foyer que chez celui qui, avant le début de la cataracte, avait la faculté de lire à la distance de 30 centimètres.

Choix des verres.

On procède au choix d'un verre à cataracte de la manière suivante : On présente au sujet des caractères d'imprimerie ordinaires placés à la distance de 30 centimètres des yeux ; on cache l'œil sain, et on arme l'œil opéré de la cataracte de verres convexes n° 3, n° 2 1/2, n° 2, n° 1 1/2, jusqu'à ce que le patient distingue nettement les caractères imprimés.

Le verre choisi par le procédé expérimental que nous venons d'indiquer convient pour voir les objets placés à la distance ordinaire. C'est un fait dont il est nécessaire que se pénètrent les opérés de cataracte et qu'on a souvent beaucoup de peine à leur faire comprendre. Pour voir les objets éloignés, il faut de toute nécessité d'autres verres, dont on détermine le foyer par le procédé suivant : On fait regarder à l'opéré des caractères d'enseignes placées de l'autre côté de la rue et on lui place devant l'œil opéré des verres convexes n°s 12, 11, 10, 9, 8, 7, 6, etc., jusqu'à ce qu'il voie nettement.

Il est donc nécessaire que l'opéré de cataracte ait à sa disposition deux lunettes : une pour voir les objets placés à la distance ordinaire, l'autre pour voir les objets éloignés.

Quelques opérés de cataracte se trouvent dans des conditions assez heureuses pour pouvoir distinguer à toutes les distances avec le même verre. J. P. Maunoir a cité l'exemple d'un jeune homme de dix-sept ans, opéré par lui d'une double cataracte, par broiement. La vision fut recouvrée des deux côtés. Dans ce cas, les yeux opérés pouvaient, à l'aide d'un verre convexe de *même foyer*, voir distinctement à des distances très-différentes. Ainsi l'opéré pouvait, à deux cents pas, mettre une balle dans une cible. Avec le même verre qui lui sert pour le tir, il lisait distinctement les plus petits caractères d'imprimerie. Jæger a observé un malade, de plus de cinquante ans, opéré par lui d'une cataracte à gauche : ce sujet pouvait lire, de l'œil opéré, avec un verre convexe n° 1, depuis la distance de 20 pouces jusqu'à celle de 8 ; il voyait les objets éloignés avec l'œil opéré. Dans des cas, plus rares à la vérité, mais dont j'ai déjà rencontré un certain nombre d'exemples, les malades voient assez nettement, sans l'adjonction d'aucun verre convexe, aussi bien les objets rapprochés que les objets éloignés. Le fait le plus remarquable, sous ce rapport, est le suivant : Le 6 mai 1862, j'ai opéré, d'une double cataracte, un malade âgé de quatre-vingt-un ans. La vision fut si bien recouvrée, qu'au bout de deux mois l'opéré lisait des caractères d'imprimerie de grandeur ordinaire, et qu'il reconnaissait de ses fenêtres, placées au troisième étage, ceux de ses amis qui passaient dans la rue, sans se servir de lunettes dans les deux cas.

Exercice de la vision chez les opérés de cataracte.

L'exercice de la vision ne doit être permis aux opérés de cataracte qu'à l'époque où tout danger d'inflammation est passé. Le praticien ne saurait trop se pénétrer de ce fait, que tout le danger des opérations de cataracte réside dans l'inflammation consécutive de l'œil. L'ART DOIT TENDRE BEAUCOUP MOINS A PERFECTIONNER LES PROCÉDÉS OPÉRATOIRES DE LA CATARACTE, QU'A ÉLOIGNER, PAR UN TRAITEMENT PRÉALABLE, LES CHANCES D'INFLAMMATION CONSÉCUTIVE. C'est là qu'est la clef du succès. Plus j'avance dans la pratique des opérations de cataracte, plus je demeure convaincu que les opérations de cataracte faites en apparence dans les conditions les plus heureuses peuvent être suivies d'un insuccès radical; pendant que d'autres opérations du même genre, accompagnées d'une grande vulnération de l'œil, par suite des manœuvres auxquelles le chirurgien a été obligé de se livrer, sont parfois couronnées d'un succès tout à fait inattendu.

L'œil opéré de cataracte n'est pas seulement exposé à l'inflammation, immédiatement après l'action chirurgicale, c'est-à-dire pendant la durée nécessaire à la cicatrisation de la plaie : longtemps encore après l'opération, l'organe conserve une susceptibilité particulière à être atteint de phlegmasie. On ne saurait recommander aux opérés trop de précautions pour se mettre à l'abri de toute complication de ce genre. Deux causes agissent particulièrement pour produire ces effets désastreux : une lumière trop vive, et surtout le froid. De là une source d'indications pour le choix de *conserves* à faire porter aux opérés.

Dans les premiers jours qui suivent la levée de l'appareil, on rend graduellement à la chambre du malade une somme de lumière de plus en plus grande. Au bout du second septénaire, et lorsque tout s'est passé heureusement, il est permis à l'opéré de sortir, *à l'ombre et par un temps sec*, à la condition de porter des *conserves à verres bleu-foncé*, sans numéro; la monture de ces conserves est garnie de taffetas vert, non-seulement sur les côtés des verres, mais encore au niveau des cercles qui enchâssent ces verres. L'opticien Arthur Chevalier préfère des goussets de crêpe noir (fig. 12) au taffetas, parce que ce dernier ne laisse pas passer l'air. Lorsque l'opéré a de la difficulté à supporter l'impression d'une lumière même peu vive, on lui fait porter sur le front une visière doublée de taffetas vert.

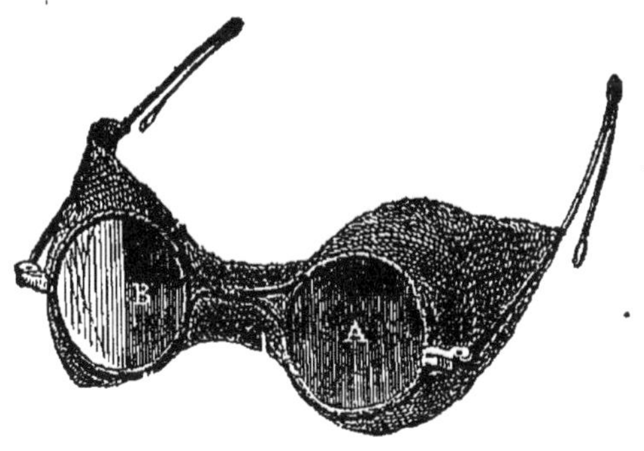

Fig. 12.

A mesure que l'on s'éloigne de l'époque de l'opération, s'il n'y a aucun indice d'inflammation de l'œil, on remplace les verres des conserves par d'autres verres de teinte de moins en moins foncée. Pendant plusieurs semaines encore, on recommande au malade de ne pas sortir lorsque l'atmosphère n'est pas calme ou qu'il pleut. S'il est obligé de quitter l'appartement, il garantit l'œil contre tout courant d'air, en le couvrant d'une compresse de toile fine pliée en plusieurs doubles et assujettie convenablement par un bandeau. Si, malgré ces précautions, la conjonctive rougit, on a recours immédiatement à des instillations d'une solution de sulfate d'atropine, jusqu'à ce que toute hyperhémie de la conjonctive soit dissipée.

Inconvénients des verres à cataracte ordinaires.

Les verres à cataracte ordinaires, étant des lentilles biconvexes d'un court foyer, sont soumis aux lois de l'*aberration de réfrangibilité*, c'est-à-dire que la lumière qui les traverse est décomposée. Il résulte de là que les objets vus à travers ces verres paraissent irisés, entourés de diverses couleurs. Les opérés s'en plaignent vivement, au point que quelques-uns préfèrent ne pas se servir de verres à cataracte, renonçant ainsi au bénéfice d'une vision nette.

On peut, au moyen de l'expérience suivante, se rendre compte de l'effet produit par un verre à cataracte ordinaire. On regarde, à travers un de ces verres placé près de l'œil, des caractères imprimés dits *gras;* pour les voir, dans de pareilles conditions, il faut que la page imprimée soit tout près de l'œil, parce que l'adjonction du verre biconvexe a rendu l'œil *myope* au plus haut degré. On reconnaît ainsi que les caractères imprimés sont bordés de teintes violette d'un côté, orangée de l'autre. On s'assure aussi de cette façon que la rétine est péniblement impressionnée par cette réunion des couleurs du spectre. En regardant les objets à travers un prisme, on a la même sensation de fatigue.

Verres à cataracte achromatiques.

Il y a grande utilité pour les opérés de cataracte à se servir de verres qui soient exempts de l'inconvénient que nous venons de signaler, à savoir : la décomposition de la lumière blanche. On arrive à ce résultat, en combinant une lentille biconvexe en *crown glass* avec une lentille concave-convexe *divergente* en *flint glass*. Le *flint* est deux fois plus dispersif que le *crown*. Il est facile de comprendre l'effet produit par l'adjonction de ces deux lentilles. Supposons un rayon de lumière blanche passant à travers la lentille biconvexe en crown, ce rayon se décompose dans l'épaisseur du verre et vient former de l'autre côté de la lentille sept rayons de couleur différente. Si, à la sortie de la lentille biconvexe, ces sept rayons ren-

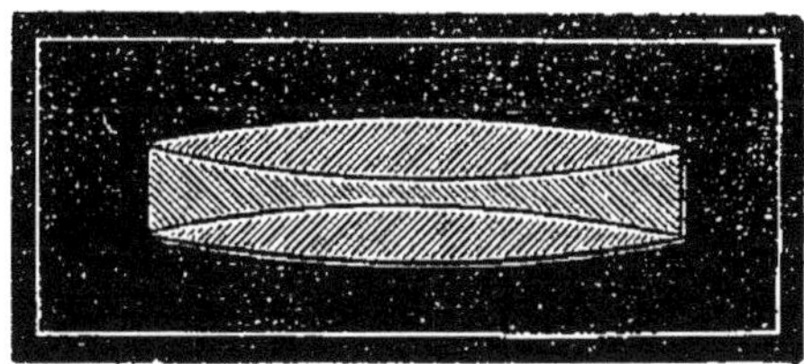

Fig. 13.

contrent une lentille *divergente* en *flint*, ils se réunissent dans l'épaisseur de cette seconde lentille et reconstituent la lumière blanche. L'art de l'opticien consiste à calculer exactement les foyers des lentilles juxtaposées, de façon que tout en corrigeant l'aberration de réfrangibilité, le foyer de tout le système lenticulaire reste le même.

On obtient également un verre achromatique en interposant, à deux lentilles biconvexes en *crown*, une lentille biconcave en *flint* (fig. 13).

CHAPITRE X

DE L'EMPLOI DES LUNETTES DANS LE STRABISME.

Ce que c'est que le strabisme.

Le strabisme est une anomalie dans la direction des yeux, par suite d'un défaut de convergence des axes optiques vers les objets regardés, pendant l'accomplissement de la vision *binoculaire*. Quelques explications sont nécessaires pour rendre cette définition intelligible.

Dans l'état normal, lorsque les deux yeux *a* et *b* (fig. 14), prennent part à l'exercice de la vision, c'est-à-

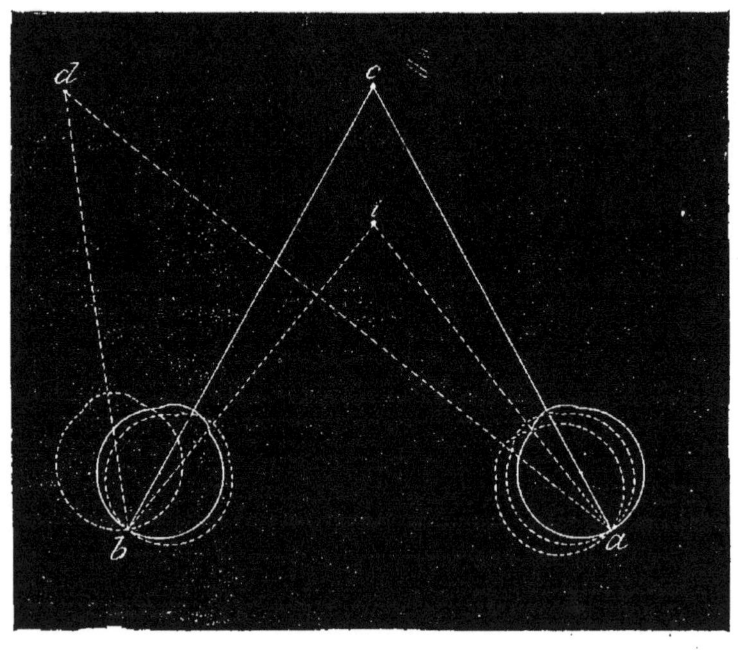

Fig. 14.

dire dans la *vision binoculaire*, les axes optiques *ac*, *bc* des deux yeux se dirigent vers l'objet *c*, en convergeant au niveau de ce dernier, en formant un angle dont le sommet *c* correspond à l'objet. *L'axe optique* est la ligne qui passe par le centre de la rétine, c'est-à-dire la *macula lutea*, le centre du cristallin et le centre de la cornée. Cette convergence des axes optiques a pour conséquence la formation de l'image de l'objet sur des points *correspondants* des deux rétines, afin d'assurer la vision *simple* avec les *deux* yeux. En effet, lorsque les images d'un objet tombent sur des points non identiques des deux rétines, il y a vision double, *diplopie*. Il est donc nécessaire que, dans la vision *binoculaire*, les deux yeux soient soumis à des mouvements incessants qui assurent la convergence des axes optiques sur l'objet. Si celui-ci, au lieu d'être situé à la distance *c* des deux yeux, s'en rapproche en *i*, il faut que les deux axes optiques se portent en dedans, c'est-à-dire que les deux cornées convergent au même degré, ce qui revient à dire que le muscle droit *interne* du côté *gauche* devra se contracter de la même quantité que le muscle droit *interne* du côté *droit*.

Supposons à présent que l'objet à regarder soit transporté à gauche, en *d*; l'œil gauche se portera en *dehors* d'une quantité telle, que l'axe optique prendra la direction *bd*, pendant que l'œil droit exécutera un mouvement de rotation en dedans qui fera converger son axe optique *ad* avec l'axe optique *bd*, au point *d*. Pour que cette convergence ait lieu, il faut que le muscle droit *interne* du côté droit et le muscle droit *externe* du côté gauche se contractent chacun dans une certaine mesure. En raisonnant de la même manière, on trouve que si l'objet *c* était placé à la droite du sujet, l'œil droit devrait se porter en *dehors* d'une quantité égale au mouvement de rotation en *dedans* de l'œil gauche. Dans ce cas, c'est le muscle droit externe du côté droit et le muscle droit interne du côté gauche qui se contractent au même degré. Si l'objet est situé sur un plan plus élevé que la ligne horizontale passant par les deux orbites, tout en conservant sa position sur un plan perpendiculaire à la ligne médiane du corps, les axes optiques convergent vers l'objet, non-seulement en se portant en *dedans* d'une égale quantité, mais encore en haut d'une égale quantité aussi. Pour assurer ce mouvement, les muscles droit *interne* et droit *supérieur* de chaque œil se contractent de la même quantité. Si l'objet est situé sur un plan inférieur à la ligne horizontale passant par les deux orbites, tout en conservant la même position par rapport à la ligne médiane du corps, les axes optiques convergent en se portant en *dedans* et en *bas* d'une égale quantité. Ce sont les muscles droit *interne* et droit *inférieur* de chaque œil qui assurent ce mouvement.

Que le même objet soit situé en *haut* et à *gauche* de la tête du sujet ; pour que les axes optiques convergent vers lui, les contractions musculaires seront bien plus complexes. Il faut, dans ce cas, que les muscles droit *externe* et droit *supérieur* du côté gauche se contractent dans une certaine mesure, pendant que le droit *interne* et le droit *supérieur* du côté droit se contractent dans une certaine mesure aussi.

On juge, d'après ces faits, combien sont complexes les mouvements que les yeux exécutent pour la vision *binoculaire* des objets placés à des distances inégales, ou variées, par rapport aux yeux. Tantôt, ce sont ces muscles de même nom qui se contractent ; tantôt, ce sont des muscles différents. Ainsi les droits *internes* se contractent simultanément ; ou le droit *externe* d'un côté se contracte en même temps que le droit *interne* du côté opposé. Les muscles qui entrent en jeu pour accomplir les mouvements de rotation de l'œil se contractent de la même quantité ou d'une quantité inégale. Deux muscles de nom donné sont tantôt *congénères*, tantôt *antagonistes;* ainsi, dans la vision des objets placés directement devant nous, le muscle droit interne d'un côté est congénère de celui du côté opposé. Transportez ce même objet à gauche, le muscle droit *externe* du côté gauche sera congénère du muscle droit *interne* du côté droit, et les deux muscles droits internes sont devenus antagonistes.

En considérant les quatre muscles droits comme un seul appareil musculaire ; en tenant compte de cette circonstance que les diverses portions de cet appareil entrent en jeu simultanément ou séparément ; que c'est tantôt la même paire nerveuse, tantôt une paire nerveuse différente qui préside à ces mouvements ; que les contractions doivent se faire tantôt à un degré égal, tantôt à un degré inégal des deux côtés, on comprend combien il est difficile d'assurer aux muscles un jeu régulier et harmonique pour arriver au but final, c'est-à-dire la convergence des axes optiques sur l'objet que l'on regarde. Que cette régularité et cette harmonie soient rompues, les axes optiques cessent de converger, il y a STRABISME.

Strabisme paralytique et strabisme spasmodique.

Le strabisme peut être la conséquence d'une *insuffisance d'action* de certains muscles; il est dit alors *paralytique*. Supposons une paralysie incomplète du muscle abducteur de l'œil gauche. Si le sujet regarde un objet placé à sa droite, ou même en face de lui, les axes optiques peuvent converger; les yeux conservent leur situation harmonique. Dès que l'objet sera transporté à gauche, le muscle abducteur de ce côté ne pouvant imprimer à l'œil correspondant un mouvement de rotation dans ce sens, pendant que le muscle adducteur du côté droit fera exécuter à l'œil correspondant un mouvement de rotation en dedans, les axes optiques cessent de converger.

Bien plus souvent, le strabisme résulte d'un *excès d'action* d'un des muscles de l'œil ; et, dans ce cas, c'est généralement le muscle droit interne d'un côté qui l'emporte en énergie sur le muscle homonyme du côté opposé. Admettons que le muscle adducteur de l'œil gauche ait une prédominance d'action sur le muscle adducteur de l'œil droit. Si le sujet cherche à regarder un objet placé en face de lui sur la ligne médiane, il contracte instinctivement le muscle adducteur de chaque œil, pour faire converger les axes optiques sur l'objet. Le défaut de proportion entre la force des deux muscles aura pour effet d'imprimer à l'œil *gauche* un mouvement de rotation en dedans plus prononcé qu'à l'œil *droit*. L'œil gauche sera strabique.

Dans le plus grand nombre de cas, le strabisme par excès d'action d'un des muscles résulte d'une *action nerveuse irrégulière* répartie entre les muscles qui doivent se contracter ensemble. L'influx nerveux arrive en plus grande quantité du côté correspondant à la déviation. Il y a un véritable *spasme* d'un des muscles de l'œil, d'où le nom de strabisme *spasmodique*. Ce qui vient à l'appui de cette hypothèse, c'est que, chez un grand nombre de sujets, le strabisme est *alternant*, c'est-à-dire que c'est tantôt l'œil gauche, tantôt l'œil droit, qui sont déviés en dedans, pendant l'exercice de la vision *binoculaire*.

Des lunettes dans le strabisme paralytique.

Les sujets atteints de strabisme par paralysie d'un des muscles de l'œil sont tourmentés par un symptôme constant dans les cas de ce genre, à savoir la *diplopie*. L'indication à remplir est de cacher l'œil strabique, pour ne confier l'exercice de la vision qu'à l'œil sain. On recommande au malade de porter une lunette dont le verre correspondant à l'œil dévié est noirci dans toute son étendue, pendant que le verre correspondant à l'œil sain est transparent et d'un indice de réfraction approprié.

Une lunette construite d'après ces données a cependant l'inconvénient de condamner l'œil dévié au repos. Cela est de peu d'importance dans les paralysies musculaires qui ont pour point de départ, soit une simple congestion, soit même un petit foyer hémorragique, de la portion de l'encéphale d'où les nerfs paralysés tirent leur origine, parce que le plus souvent ces paralysies sont passagères. Il n'en est plus de même, quand il existe une lésion organique de l'encéphale, parce qu'alors la paralysie est plus longue et plus difficile à combattre. L'exercice de l'œil affecté, dans un sens opposé à la déviation, est alors un adjuvant très-utile. On y arrive par l'un des artifices suivants :

On fait porter au malade une lunette construite d'après les données que nous avons indiquées tout à l'heure, en ayant soin de disposer les verres en sens inverse, c'est-à-dire qu'on place au devant de l'œil dévié le verre transparent. On recommande aussi au sujet de s'exercer tous les jours à lire, avec l'œil dévié, une page imprimée placée du côté opposé à la déviation de cet œil.

Emploi de lunettes à verres prismatiques.

Rappelons l'effet produit par les verres prismatiques, et pour cela suivons d'abord la marche des rayons lumineux à travers un prisme.

Supposons (fig. 15) un point lumineux placé en O

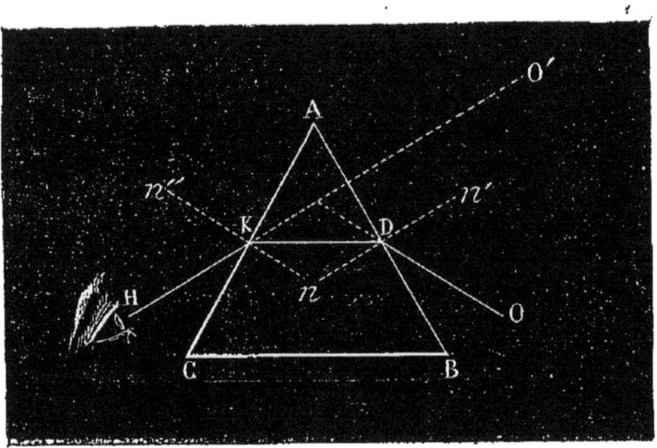

Fig. 15.

dans le plan de la section principale ABC d'un prisme, et OD un rayon incident. Ce rayon se réfracte en D, en se rapprochant de la normale *nn'*, puisqu'il passe dans un milieu plus réfringent. En K, il éprouve une seconde réfraction, en s'écartant de la normale *nn''*, puisqu'il passe du verre dans l'air, c'est-à-dire dans un milieu moins réfringent ; il prend la direction KH pour entrer dans l'œil ; ce dernier voit donc l'objet O en O'. Cela revient à dire que les rayons lumineux partis d'un objet, traversant un prisme, se rapprochent de la *base* de ce dernier ; ou encore, que *les objets vus à travers un prisme semblent déviés vers le sommet de ce prisme.* Fermez l'un des yeux, placez devant l'autre un prisme à travers lequel vous regardez la flamme d'une bougie ; vous reconnaissez qu'en tournant le sommet du prisme en *haut*, la flamme paraît *relevée;* si vous tournez le sommet du prisme en *bas*, la flamme paraît *abaissée;* si vous portez le sommet en *dedans*, la flamme recule en *dedans ;* si vous portez le sommet en *dehors*, la flamme recule en dehors.

En d'autres termes : *un verre prismatique étant placé devant l'œil, l'image de l'objet qu'on regarde se forme sur une partie de la rétine plus rapprochée de la base du prisme.*

Dans les cas de strabisme par paralysie musculaire, les verres prismatiques ont été conseillés dans deux buts différents : ou bien pour remédier à la diplopie, ou bien pour favoriser l'exercice du muscle affaibli.

1° Emploi des verres prismatiques contre la diplopie.

Supposons une paralysie du muscle *abducteur* de l'œil *gauche*. Si on place un objet au-devant des yeux, l'axe optique de l'œil *droit* convergeant vers l'objet, celui-ci forme son image sur la région de la *macula;* l'œil *gauche* étant dévié en dedans, l'image de l'objet se forme, sur la rétine correspondante, en *dedans* de la *macula* : de là DIPLOPIE. Pour faire cesser celle-ci, il faut reporter l'imagede l'objet, peinte sur la rétine de l'œil *gauche*, en *dehors ;* on arrive à ce résultat, en plaçant devant l'œil *gauche* un prisme à base tournée en *dehors*, c'est-à-dire vers la tempe. Seulement il convient de trouver un prisme d'un degré convenable. Si le degré est trop *inférieur*, l'image *n'est pas suffisamment portée en dehors ;* si le degré est trop *élevé*, l'image est *trop reportée en dehors;* dans les deux cas, la diplopie persiste. Ce n'est qu'après un certain nombre d'essais qu'on arrive à une détermination exacte.

En tenant compte de l'espèce de déviation subie par

l'œil dans la paralysie de chacun des muscles de l'organe, on reconnaît facilement dans quel sens il faut tourner la base du prisme pour corriger la *diplopie.* Dans la paralysie de l'*adducteur*, l'image de l'objet se forme, du côté affecté, en *dehors* de la *macula;* il faut reporter l'image en *dedans*, c'est-à-dire placer devant l'œil un prisme à base dirigée en *dedans.* En raisonnant de la même manière, on trouve que, dans la paralysie du *droit supérieur*, il faut tourner la base du prisme en *haut*, dans la paralysie du *droit inférieur*, la base du prisme sera tournée en *bas.* Dans la paralysie de l'oblique supérieur, la base du prisme sera tournée en *bas* et en *dehors*, plus inclinée en bas qu'en dehors. Dans celle de l'oblique inférieur, la base du prisme sera tournée en *haut* et légèrement en dehors. (Voir notre *Traité pratique des maladies des yeux*, t. II, p. 603 et suiv. pour l'étude des fonctions des muscles de l'œil.)

On peut établir en règle que, dans la paralysie des muscles droits, la base du prisme doit être tournée du côté du muscle paralysé.

Lorsqu'on a trouvé le prisme convenable pour corriger la diplopie, celle-ci disparaît seulement pour la situation de l'objet qu'on a considéré pendant les essais des verres. Dès que l'objet se porte dans une autre direction, la *diplopie* revient, parce que l'image ne se formant plus, dans l'œil affecté, sur le même point de la rétine, le prisme dévie trop ou pas assez l'image. Il résulte de là que, *dans la pratique, les verres prismatiques sont loin de fournir les résultats satisfaisants qu'on attend.* Tous les malades qui m'ont consulté, et auxquels on avait conseillé l'emploi de ces sortes de verres, les trouvaient tellement fatigants, qu'ils avaient été contraints d'y renoncer.

2° Emploi des verres prismatiques pour favoriser l'exercice du muscle affaibli.

Autant les verres prismatiques sont insuffisants pour remédier à la diplopie, autant ils rendent service pour forcer le muscle paralysé à se contracter. Soit une paralysie du muscle *abducteur* d'un seul œil : on place devant celui-ci un prisme à base dirigée en *dehors*, d'un degré tel que la *diplopie* disparaît. Sans changer la position de l'objet qu'on a d'abord fait regarder au malade, on remplace le verre prismatique par un autre moins fort; la *diplopie* reparaît alors, mais avec un écartement très-faible des deux images. Il suffit d'une contraction légère du muscle paralysé pour obtenir une fusion des images. En diminuant peu à peu la force du verre, on obtient des contractions de plus en plus énergiques du muscle.

Les lunettes dans le strabisme spasmodique.

Deux espèces de lunettes ont été conseillées dans cette espèce de strabisme : les *louchettes* et les verres *prismatiques.*

Louchettes.

Elles se composent (fig. 16) de deux coquilles per-

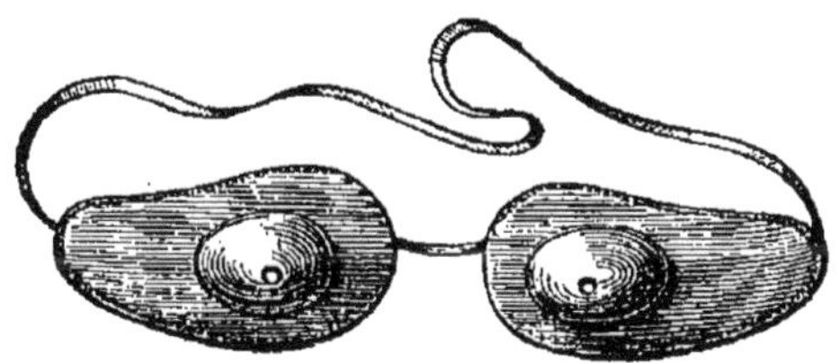

Fig. 16.

cées au centre d'une ouverture correspondant à la

place que doivent occuper les pupilles, dans la vision binoculaire normale. En faisant porter ces lunettes, on espère que les deux yeux se mettront exactement en rapport avec les ouvertures des coquilles, et qu'ainsi les axes optiques convergeront sur les objets que le malade regarde. C'est une illusion ; l'expérience démontre que l'œil non strabique regarde seul à travers le trou de la coquille, pendant que l'œil strabique ne fait pas le moindre effort pour se redresser. La vision reste *unioculaire* et ne devient pas *binoculaire.*

On a pensé qu'en ne laissant libre que l'ouverture correspondant à l'œil strabique, et en fermant celle qui correspond à l'œil sain, le premier serait forcé de se redresser pour l'accomplissement de la vision. Le résultat est conforme aux prévisions ; mais, dans ce cas, l'œil sain subit la déviation secondaire. LES LOUCHETTES NE SONT DONC D'AUCUNE UTILITÉ DANS LE STRABISME. Bien au contraire, elles sont nuisibles, en condamnant l'œil strabique à un repos absolu, ce qui a pour effet de diminuer la sensibilité de la rétine correspondante et même d'augmenter le degré du strabisme.

Lunettes à verres prismatiques.

Il est d'observation que, dans le strabisme spasmodique, il n'existe pas de *diplopie.* Cela tient à ce que l'un des yeux étant fortement dévié, l'image de l'objet regardé se forme, dans cet œil, sur la partie périphérique de la rétine dont la sensibilité est moindre que celle de la partie centrale. Ajoutez que la diminution de sensibilité de la totalité de la rétine de l'œil strabique affaiblit encore davantage l'impression visuelle, dans cet œil, à l'endroit où l'image se forme. Il en résulte que le *sensorium* fait complétement abstraction de l'image fournie par l'œil dévié, pour ne considérer que l'image fournie par l'œil sain. Ce qui prouve que l'absence de *diplopie* est due à ce que l'image se forme, dans l'œil strabique, sur une portion de rétine relativement affaiblie, c'est qu'on fait reparaître la *diplopie* par un artifice qui fait tomber l'image sur une portion de rétine douée d'une plus grande sensibilité, c'est-à-dire en plaçant devant cet œil un verre *prismatique*, à base tournée dans une direction appropriée.

Ce sont ces considérations physiologiques qui ont suggéré l'idée de combattre le strabisme spasmodique par l'emploi d'un verre prismatique placé devant l'œil dévié.

Supposons un strabisme convergent de l'œil droit. Si vous placez devant cet œil un verre prismatique d'un degré déterminé, à base tournée du côté opposé à la déviation, l'image de l'objet se formera au centre de la rétine; cet œil percevra l'objet, et, de plus, la vision sera simple, parce que les deux images se peignent sur des parties *identiques* des deux rétines. Diminuez actuellement la force du verre prismatique, l'image est moins déviée sur la rétine correspondante; elle ne tombe plus, dans l'œil strabique, sur un point de la rétine *identique* à l'autre rétine. Dès lors il y a diplopie, et, comme le sujet a horreur des images doubles, il tend à les fusionner en attirant l'œil dans une direction opposée au strabisme, c'est-à-dire en le redressant. On fait usage de prismes de moins en moins forts, à mesure que l'œil se redresse.

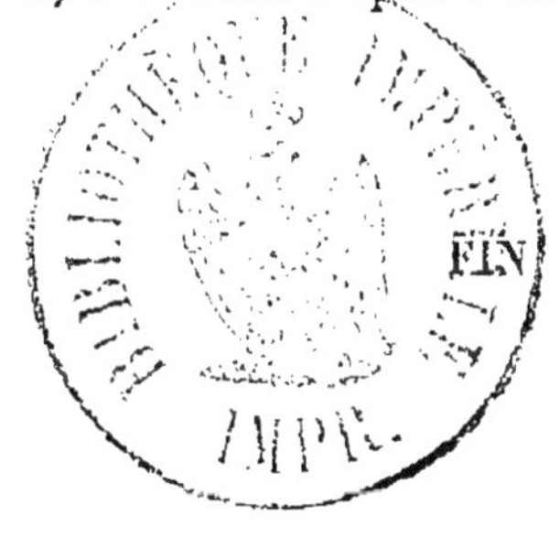

FIN

TABLE DES MATIÈRES

Paris, Imp. Rouge frères, Dunon et Fresné, rue du Four-Saint-Germain, 43.

Paris. — Typ. de Rouge frères, Dunon et Fresné, rue du Four-Saint-Germain, 43.

www.ingramcontent.com/pod-product-compliance
Ingram Content Group UK Ltd.
Pitfield, Milton Keynes, MK11 3LW, UK
UKHW012052240726
13965UKWH00003B/1224

9 782013 471145